Mykosen-Atlas

Yvonne Koch · Herbert A. Koch · Dietmar G. Braun

Mykosen-Atlas

Yvonne Koch · Herbert A. Koch · Dietmar G. Braun

g

grosse 1988

Mykosen-Atlas
Yvonne Koch · Herbert A. Koch · Dietmar G. Braun

CIP-Kurztitelaufnahme der Deutschen Bibliothek

Koch, Yvonne:
Mykosen-Atlas / Yvonne Koch; Herbert A. Koch; Dietmar G. Braun –
Berlin: Grosse 1988
Engl. Ausg. u.d.T.: Koch, Yvonne: An Atlas of Mycoses

ISBN 3-88040-072-5

NE: Koch, Herbert A.:; Braun, Dietmar G.:

Gesamtherstellung: Main-Echo Kirsch & Co., Aschaffenburg

Danksagung

Wir danken Dr. C. H. Binford und Dr. D. H. Connor,
Washington DC,
für ihre wohlwollende und großzügige Unterstützung.

Die Pharma-Division der CIBA-GEIGY A. G.,
Basel,
und die Ciba Corning Diagnostics GmbH,
Fernwald-Annerod,
haben die finanziellen Voraussetzungen zur Drucklegung dieses Mykosen-Atlas geschaffen,
dafür danken wir beiden Firmen sehr herzlich.

Inhaltsverzeichnis

Einleitung

Pilze sind häufige Krankheitserreger des Menschen. Die zumeist nicht lebensbedrohlichen, lokalen Pilzinfektionen unterliegen neuerdings einem starken Wandel, und ihre Bedeutung nimmt zu. Dieses gilt vor allem für Kranke mit reduziertem Abwehrstatus, etwa bei ARC- (AIDS related complex: Vorstadium von AIDS) und AIDS-, bei Transplantations- und chemotherapeutisch behandelten Tumor-Patienten; sie leiden regelmäßig unter Mykosen, welche immer häufiger nicht nur bestimmte Organe befallen, sondern eine Tendenz zur Generalisierung zeigen. Es sei in diesem Zusammenhang erwähnt, daß Schleimhautcandidosen häufig erste Leitsymptome für eine Infektion mit AIDS-Viren (HIV) sind.

Die Diagnostik der Systemmykosen mit Hilfe histologischer Untersuchungen war bisher auf Spezialfärbungen wie die PAS-Reaktion oder die GMS-Färbung angewiesen; beide erfordern einen hohen Zeitaufwand und setzen besonders erfahrenes Laborpersonal voraus, d.h., sie sind sehr kostenintensiv.

Die Einführung der Fungiqual-Färbung durch Koch und Pimsler (1987) eröffnet völlig neue Möglichkeiten einer zuverlässigen, schnellen, einfach durchzuführenden und auch sehr kostengünstigen Pilzdiagnostik. Dies gilt sowohl für Dermatomykosen als auch für Systemmykosen.

Darüber hinaus sei auf die Möglichkeit hingewiesen, mittels spezifischer, fluoreszenzfarbstoffmarkierter Antikörper Erreger innerhalb von wenigen Minuten sicher zu diagnostizieren. Allerdings erfordert die Herstellung erregerspezifischer Antisera und gereinigter polyklonaler oder monoklonaler Antikörper einen wesentlich höheren technischen Aufwand, so daß diese Reagenzien erst für eine weitergehende Feindiagnostik mit therapeutischen Konsequenzen in Erwägung gezogen werden müßten. In diesem Atlas wird der Nachweis der wichtigsten Mykosen mit der neuen Fungiqualfärbung den verschiedenen anderen Spezialfärbungen gegenübergestellt. Zusätzlich wurden einige weitere Erreger (Protozoen, Algen) aufgenommen, weil diese sowohl hinsichtlich der von ihnen verursachten Krankheiten als auch hinsichtlich ihrer Gewebeformen leicht mit Pilzen verwechselt werden können. Es sei erwähnt, daß man normalerweise im Gewebe nur die parasitischen Wuchsformen der Erreger sieht, bei chronischen Mykosen mit ausgedehnten Nekrosen kann es aber vorkommen, daß die Erreger in die saprophytischen Wuchsformen übergehen, dies ist z.B. beim Aspergillom oft der Fall.

Mit diesem Atlas sollen nicht nur Laborärzte, Pathologen und Mikrobiologen, sondern alle Ärzte angesprochen und ihnen der Zugang zu diesem umfangreichen und wichtigen Gebiet mit einer neuen, einfachen und benutzerfreundlichen Methodik erleichtert werden. Die Fluoreszenz-Mikroskopie ist heute optimiert und so einfach zu handhaben, daß aus früheren Zeiten stammende Vorurteile weitestgehend gegenstandslos geworden sind. Ihre vielen technischen Möglichkeiten machen sie zu einer der wichtigsten morphologischen Untersuchungsmethoden; dies neuerdings auch in der ärztlichen Praxis für die Pilzdiagnostik. Diese Entwicklung sollte auf breiter und kostengünstiger Basis dem Patienten zugute kommen, erlaubt sie doch bei Verdacht auf eine Mykose den morphologischen Pilznachweis in weniger als einer halben Stunde, so daß differentialdiagnostisch rasch entschieden und therapeutisch gehandelt werden kann.

Die mit Fungiqual gefärbten Pilze leuchten im Fluoreszenzlicht weißblau bis gelbgrün. Bei den Aufnahmen für diesen Atlas haben wir darauf geachtet, daß auch der Hintergrund erkennbar ist; dies gelingt nur, wenn die Belichtungszeiten länger als für die hellen Pilzelemente notwendig wäre gewählt werden, dadurch kann sich deren Farbton in Richtung gelbgrün verändern. Die Autoren würden es sehr begrüßen, wenn Anwender der Fungiqual-Färbung uns über ihre Erfahrungen berichten würden.

Adiaspiromykose

Adiaspiromykose

Synonyme

Haplomykose, Adiaspirose

Erreger

Emmonsia crescens (Mensch)
E. parva (Nagetiere)

Synonyme

Chrysosporium parvum var. crescens,
Rhinosporidium pulmonale;
Haplosporangium parvum u. a.

Klinik und Pathologie

Die Adiaspiromykose ist fast ausschließlich auf die Lunge beschränkt, sie kommt häufig bei kleinen Nagetieren, selten auch beim Menschen vor. Die Infektion erfolgt aerogen durch Sporen (Aleurosporen: 2–4 μm), die in der Lunge zu großen Sporangien (Adiasporen; E. crescens: 200–700 μm; E. parva: 20–40 μm) heranwachsen. Diese Sporangien werden Sphaerulen genannt. Die Infektion verläuft meist asymptomatisch, die Sphaerulen bilden beim Menschen normalerweise weder Sporen noch Sprossungen, sondern bleiben als große kugelförmige Gebilde, nur umgeben von einigen Histiozyten und verdrängten Alveolen, im Gewebe liegen.

Normalerweise werden die Sphaerulen nur zufällig entdeckt und sind dann meist abgestorben. Im Tierversuch sind sowohl Endosporenbildung als auch Sprossungen beobachtet worden. Die Gewebereaktion ist mild und meist unauffällig, manchmal ein Granulom vom Tuberkulosetyp.

Auffällig ist die mechanische Verdrängung des Wirtsgewebes. Eine Vermehrung des Pilzes im Wirt erfolgt offenbar nicht. Es ist unklar, unter welchen Voraussetzungen Kontakte mit Aleurosporen zu einer Infektion führen. Wahrscheinlich geschieht dies nur bei geschwächter Abwehrlage des Wirtes, denn alle bisher bekannten Fälle litten an einer Grundkrankheit. Emmonsia-Arten müssen daher als opportunistische Pathogene angesehen werden. Die Sphaerulen können im Lungengewebe mit Coccidioides immitis, aber auch mit Parasiten verwechselt werden.

Epidemiologie und Verbreitung

Emmonsia crescens ist weltweit verbreitet, E. parva wurde bisher nur in Amerika isoliert. Experimentell wurde nachgewiesen, daß diese Emmonsia-Arten in der Erde leben und durch Sporen verbreitet werden. Beide Arten sind bei kleinen Nagetieren offenbar relativ häufig, beim Menschen scheint nur E. crescens vorzukommen. Bei Kleinnagern in Süd-Arizona wurde E. parva mehrfach in der Lunge mit Coccidioides immitis vergesellschaftet gefunden.

Diagnostik

Die Sphaerulen färben sich mit Fungiqual, GMS, PAS und Gridley, sie sind auch in der H/E-Färbung gut erkennbar. Im mikroskopischen Präparat sieht man runde Sphaerulen verschiedener Größe; charakteristisch ist die auffallend dicke Zellwand. Die Anzüchtung auf den üblichen Nährböden gelingt ohne Schwierigkeiten.

ADIASPIROMYKOSE

Sphaerulen von Emmonsia crescens, Lunge

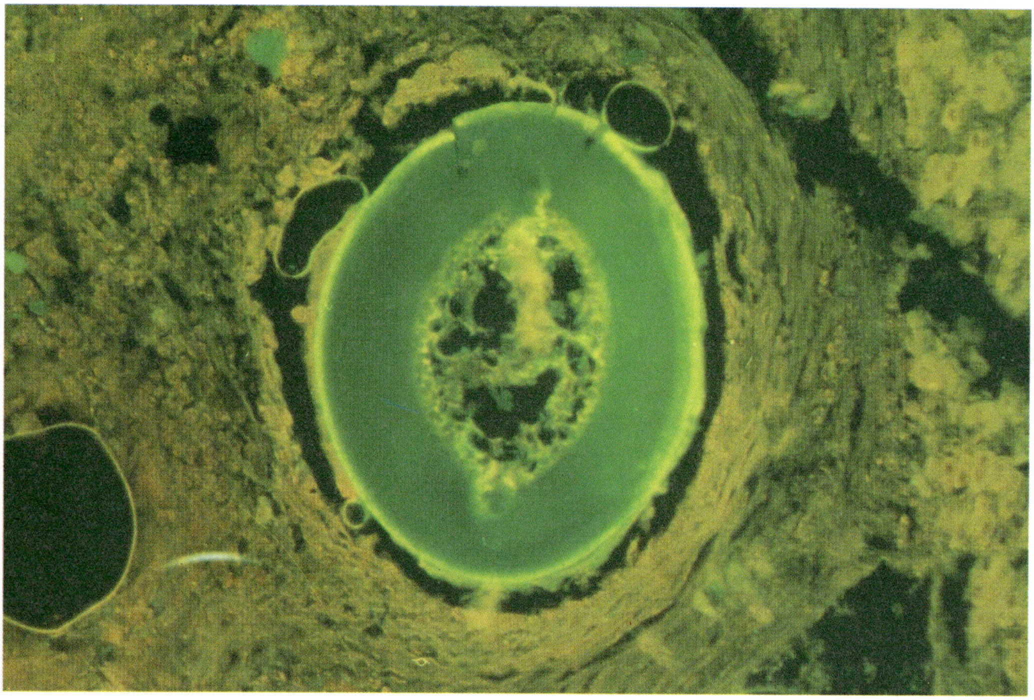

Fungiqual A

250×

ADIASPIROMYKOSE

Sphaerulen von Emmonsia crescens, Lunge

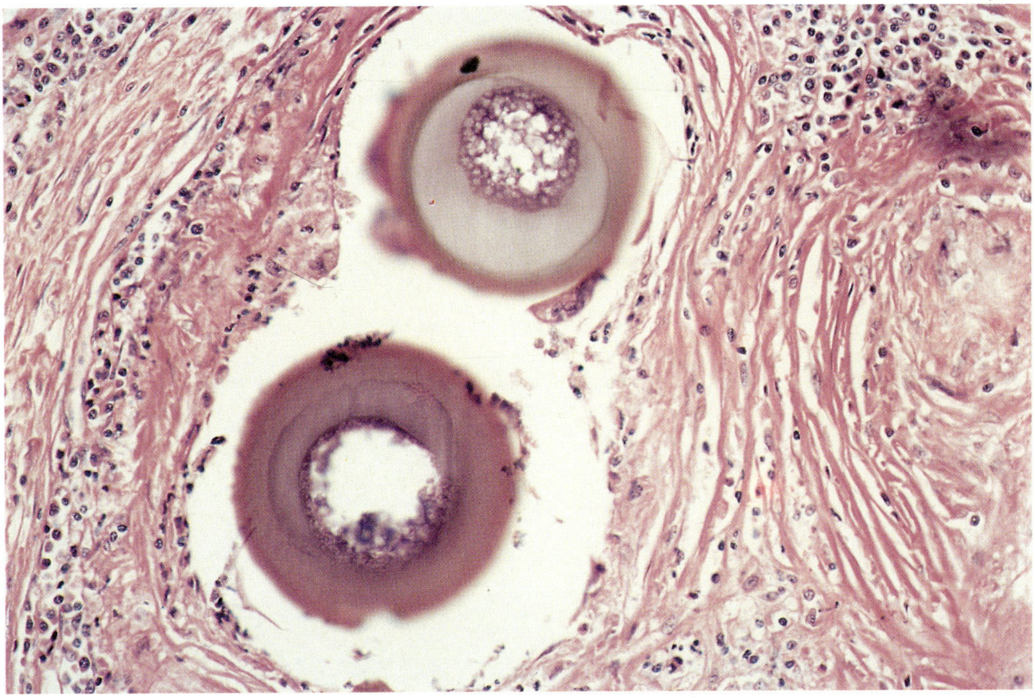

H/E-Färbung

200×

Aspergillose

Aspergillose

Erreger

Aspergillus fumigatus, A. niger, A. flavus selten andere Aspergillus-Arten.

Klinik und Pathologie

Bei der Aspergillose stehen broncho-pulmonale Lokalisationen im Vordergrund, es können aber auch alle anderen Organe befallen werden. Dabei entstehen entweder mehr oder weniger ausgedehnte Nekrosen oder eitrige abszedierende Entzündungen. Bei subakutem Verlauf erfolgt eine Abgrenzung durch Granulationsgewebe. Zu den Aspergillosen gehören auch die Mehrzahl der Otomykosen und Okulomykosen. Bei den Otomykosen durch Aspergillus-Arten wachsen die Pilze im Cerumen, in Hautschuppen und im Detritus des äußeren Gehörganges, dabei kann es zu einer, in der Regel oberflächlichen, Invasion des Gewebes kommen. Bei chronischen Formen können ekzematöse Veränderungen als Ausdruck einer eingetretenen Sensibilisierung auftreten. Läsionen durch Aspergillus-Arten sind im Gegensatz zu Candidosen trocken. Als besondere, jedoch seltene Form wird das Aspergillom, bei dem pathogenetisch eine sekundäre und eine primäre Form zu unterscheiden sind, angesehen. Besonders hervorzuheben ist, daß beim intrakavitären Aspergillom (Pilzball) die chirurgische Entfernung als Therapie der Wahl gilt. Eine antifungielle Chemotherapie sollte als Operationsschutz eingesetzt werden.

Im Gewebe sehen wir ungehemmtes Wachstum von septierten Hyphen, Entzündungsreaktionen sind gering oder fehlen. Die einzelne Hyphe besteht aus dünnwandigen Zellen, die voneinander durch Septen getrennt sind und eine weitgehend einheitliche Breite von 3–5 µm haben. Differentialdiagnostisch ist zu beachten, daß die Hyphen von Aspergillus breiter als die Pseudohyphen und echten Hyphen von Candida und schmaler als die Hyphen von Phycomyceten sind. Im dichotom verzweigte Mycel gehen die Abzweigungen meistens in einem Winkel von etwa 45 Grad ab. In der Lunge können bei chronischen Aspergillosen auch saprophytische Wuchsformen gebildet werden; typisch dafür sind Konidienträger, d.h. Hyphen, die am Ende eine Erweiterung (Vesiculum) haben und dort in mehr oder weniger langen Ketten Sporen bilden.

Diese Sporen sind meist glatt, auch bei den Arten, bei denen sie in der Kultur rauhe Wände haben. Bei der Dissemination der Aspergillose scheinen diese Sporen keine Bedeutung zu haben, diese kommt offenbar meist durch sich ablösende mykotische Thromben zustande.

Epidemiologie und Verbreitung

Aspergillusarten sind weltweit verbreitet und kommen auf einer Vielzahl von unterschiedlichsten Substraten vor. Auch als Kontaminanten in mikrobiologischen Laboratorien treten sie lästig in Erscheinung. Nur wenige Arten sind bisher als Krankheitserreger aufgetreten, und die Formen der A. fumigatus-Gruppe haben die größte Bedeutung für den Menschen. Aspergillusarten sind typische Opportunisten. Im Gefolge von HIV-Infektionen muß sicher mit einer Zunahme gerechnet werden.

Infektionen dürften in der überwiegenden Mehrzahl der Fälle durch Einatmung von Sporen oder deren Eindringen in Wunden zustande kommen. Ob die Eigenschaft von Aspergillen, potente Pro-Karzinogene (Aflatoxine u. a.) zu bilden, für ihre Virulenz Bedeutung hat, ist unklar. Große Bedeutung haben Aspergillen als Allergene und Bestandteil des Hausstaubes.

Diagnostik

Da Aspergillus-Arten ubiquitär verbreitet sind, genügt ein einmaliger Nachweis von Aspergillus-Arten im Sputum oder anderen Ausscheidungen nicht. Es muß versucht werden, oftmalig mykologische Untersuchungen vorzunehmen, wobei auf eine gezielte Materialentnahme (unter Umständen Bronchoskopie) besonders zu achten ist. Nach Möglichkeit sollte Material für eine histologische Untersuchung gewonnen werden. Zur Färbung eignen sich Fungiqual, GMS, PAS oder Gridley.

Die Kulturen werden auf Sabouraud-Glucose-Agar und Czapek-Dox-Agar angelegt. Zu beachten ist, daß die Nährböden frei von Cycloheximid sein müssen. Die Inkubation erfolgt bei 22 °C, 37 °C und 45 °C, dazu ist ein Hinweis an das Labor ratsam.

Zur serologischen Diagnostik bewähren sich die Komplementbindungs-Reaktion und Immundiffusionsteste; es ist notwendig, Testseren mitzuführen. Für solche Untersuchungen sollten Referenzlaboratorien in Anspruch genommen werden.

ASPERGILLOSE

Aspergillus fumigatus, Lunge

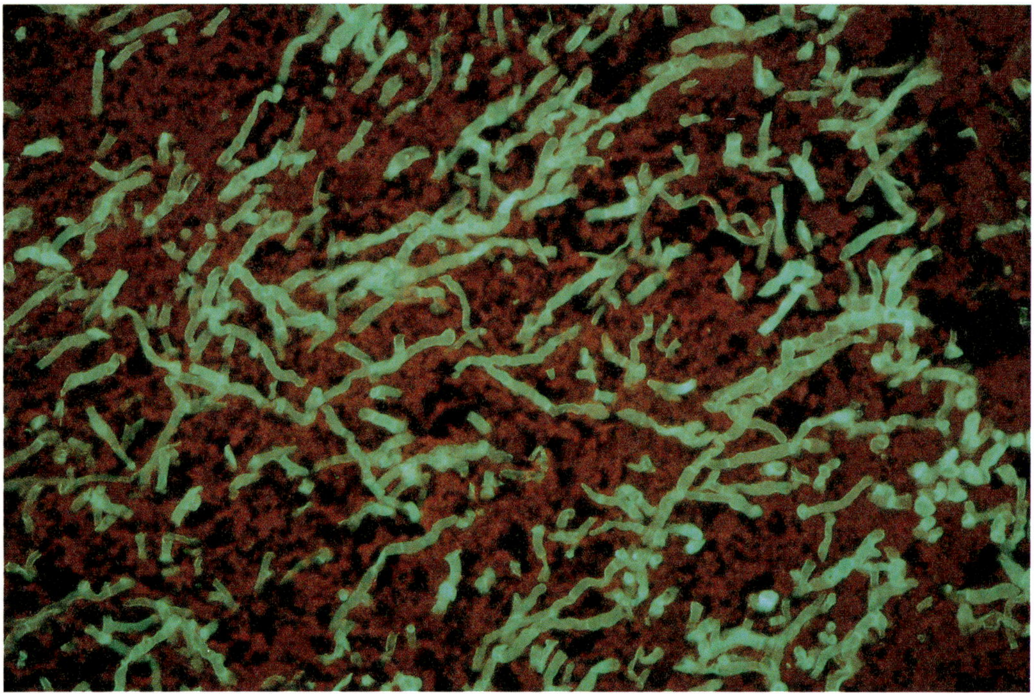

Fungiqual A und B

600×

ASPERGILLOSE

Aspergillus fumigatus, Lunge

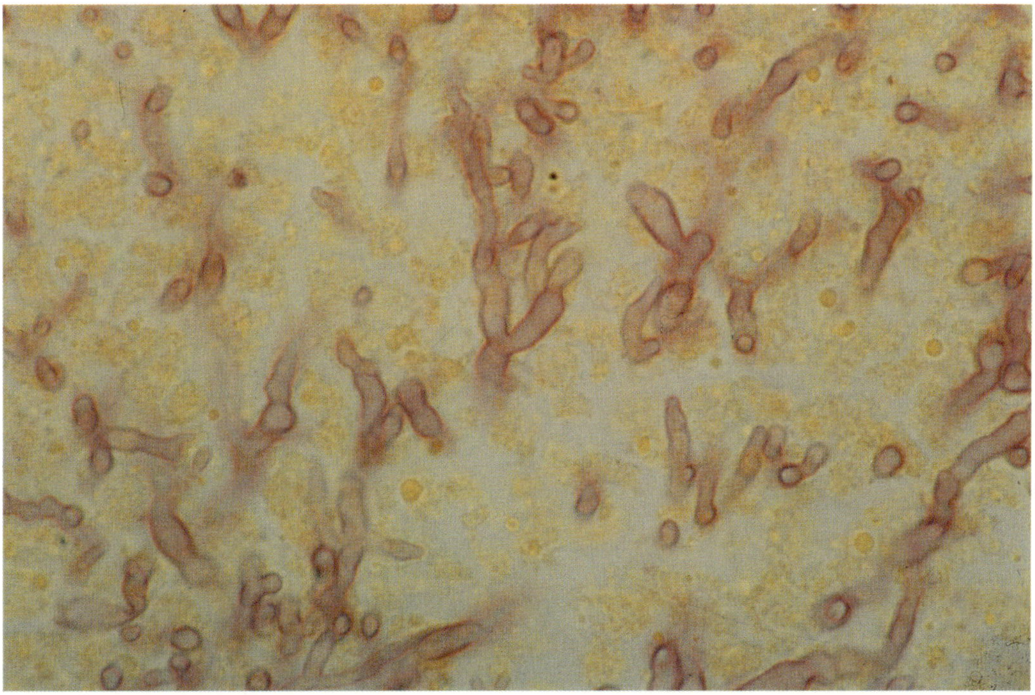

Gridley-Färbung

1200×

Aspergillus fumigatus, Niere

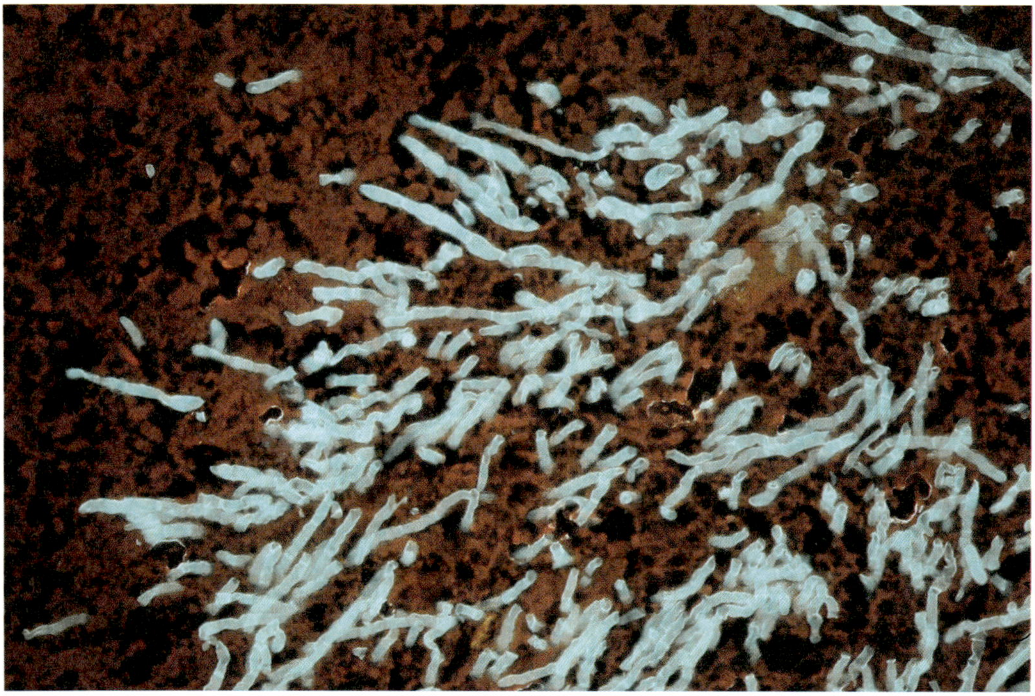

Fungiqual A und B

600×

Aspergillus phoenicii,
saprophytische Wuchsform in der Lunge (Konidien-Köpfchen)

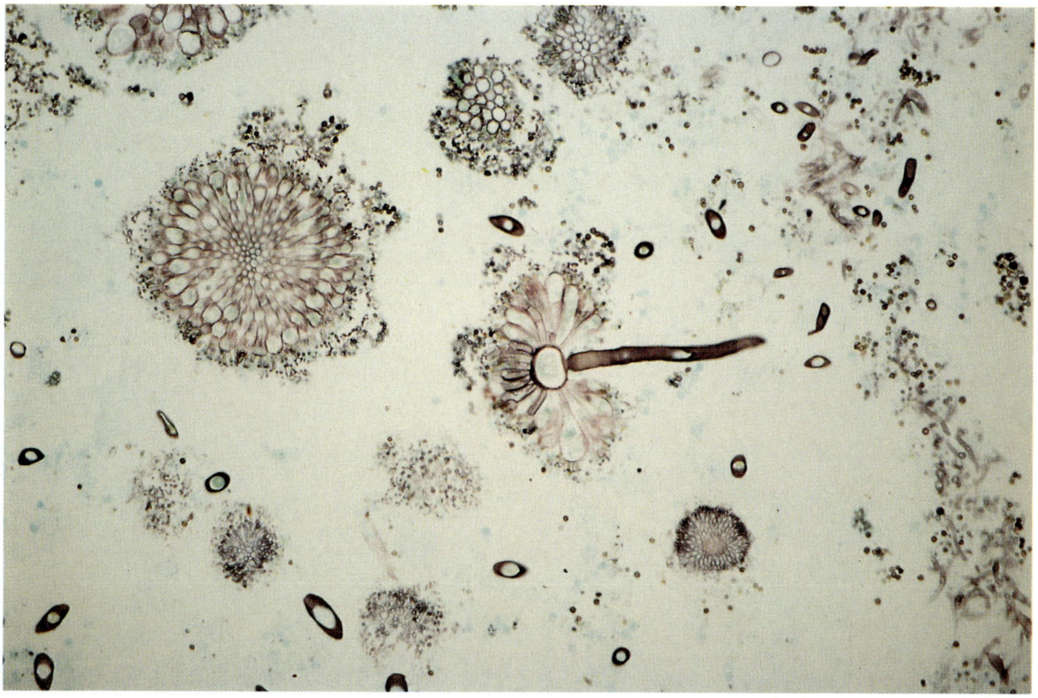

GMS-Färbung

350×

Blastomykose

Blastomykose

Synonyme

Nordamerikanische Blastomykose,
Gilchrist's Krankheit

Erreger

Blastomyces dermatitidis

Synonyme

Oidium dermatitidis,
Cryptococcus gilchristi u. a.

Klinik und Pathologie

Die Blastomykose ist eine granulomatöse Mykose, bei der primär die Lunge und/oder die Haut befallen sind. Die Lungenblastomykose kann akut oder chronisch verlaufen. Die akuten Formen werden meist als grippaler Infekt empfunden, der innerhalb von 2–3 Wochen spontan heilt oder in die chronische Form übergeht. In der Lunge bilden sich kleine Abszesse und später Granulome, es kann in der Folge zu Kavernenbildung und Fibrose kommen. Metastasierung führt in der Folge zum Befall des Knochenmarks, von Leber, Milz, Lymphdrüsen und der Subcutis. In der Haut und Subcutis sind chronisch-fortschreitende, warzenähnliche papillomatöse und granulomatöse Läsionen typisch, oft kommt es zur Fistelbildung. Nach einer primären Inokulation der Erreger – meist im Gesicht oder an den Extremitäten – entsteht ein, zunächst schmerzfreier, Entzündungsherd, später kommt es zu einer Lymphangitis und Adenitis.

Im Gewebe sind die Zellen von B. dermatitidis rund bis angedeutet oval, oft sieht man Doppelformen (Mutter- und Tochterzelle mit auffallend breiter Basis verbunden). Die Größe der Einzelzellen beträgt 8–15 µm, selten bis 30 µm. Zellen ohne die sehr typische, breitbasige Sprossung müssen von Coccidioides immitis, Paracoccidioides brasiliensis, Cryptococcus neoformans und H. capsulatum var. duboisii differenziert werden. Die Zellwand von Blastomyces dermatitidis ist auffallend dick (»doubly contoured«). Die Pilzzellen sind mehrkernig und können damit von anderen Erregern, insbesondere Histoplasma capsulatum var. duboisii unterschieden werden.

Blastomyces Zellen finden sich oft in Riesenzellen. Eine Myzelbildung im Gewebe wurde nur selten beschrieben und dann in Lungenkavernen. Die Differentialdiagnose muß aufgrund der variablen Größenverhältnisse die sogenannten Russell-Körperchen berücksichtigen, diese Artefakte können leicht zu Fehldiagnosen führen.

Unbehandelt führt die chronische Blastomykose zum Tod.

Epidemiologie und Verbreitung

Die Infektion entsteht durch Einatmung der Erreger oder durch Verletzungen. Die Blastomykose kommt in Nord-, Mittel- und dem nördlichen Südamerika vor, häufiger wird sie nur im Mississippi-Gebiet und im Südwesten der USA gefunden. Einige Fälle sind in Afrika beschrieben worden. Ein natürliches Habitat und die Infektionswege sind nicht bekannt.

Diagnostik

Der Nachweis von B. dermatitidis im Gewebe, in Punktaten oder Sputum gelingt mit allen Spezialfärbungen (Fungiqual, PAS, GMS, Gridley), die H/E-Färbung erfaßt die Zellkerne des Erregers. Der Erregernachweis sollte durch die Kultur oder spezifische fluoreszeinmarkierte Antikörper bestätigt werden. B. dermatitidis wächst auf den üblichen Nährböden sehr langsam (mehrere Wochen) und untypisch, auf Herz-Hirn-Infusionsagar kann man bei 37°C die Hefephase kultivieren.

Blastomycin kann zum serologischen Nachweis eingesetzt werden, ist aber in Europa kaum erhältlich.

Blastomyces dermatitidis, Lunge

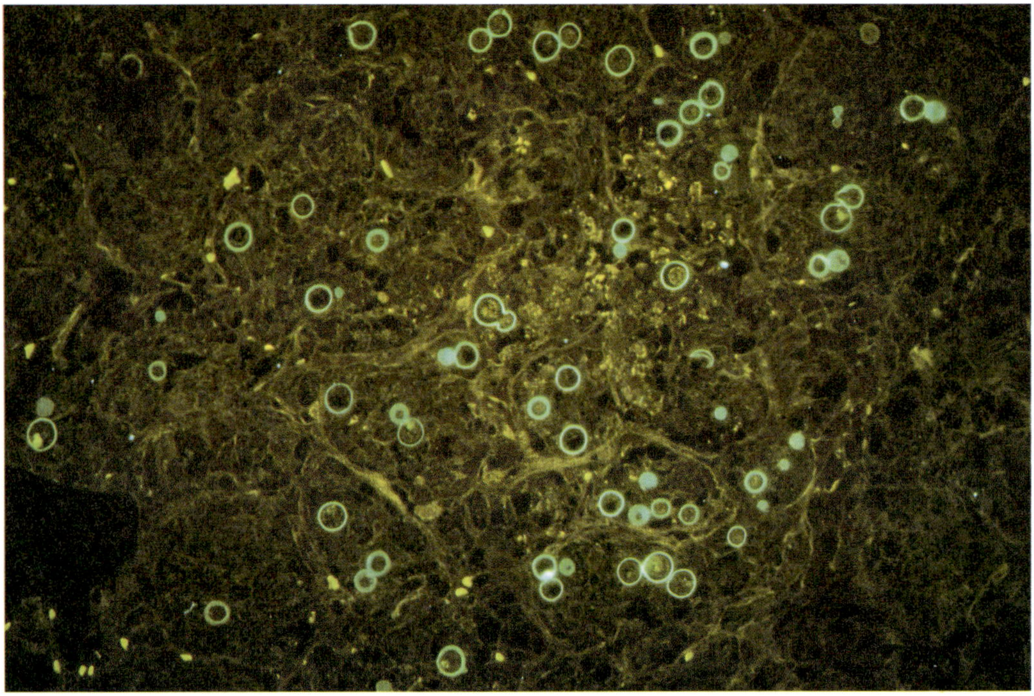

Hämatoxylin/Eosin und Fungiqual A

300×

Blastomyces dermatitidis, Lunge

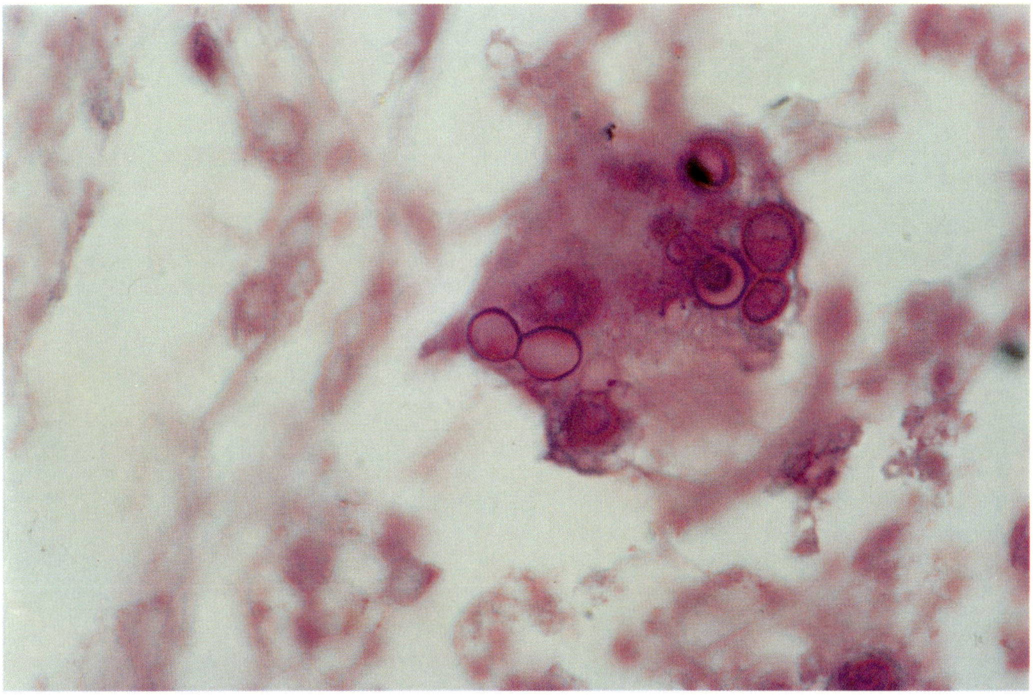

PAS-Färbung

700×

Candidose

Candidose

Synonyme

Candidiasis, Soor, Moniliasis, Thrush

Erreger

Candida albicans, andere Candida-Arten, andere Hefen

Synonyme

Oidium albicans, Monilia albicans u. a.

Klinik und Pathologie

Hefen der Gattung Candida können alle Organe des Menschen befallen, auf Schleimhäuten sind diese Hefen so häufig, daß manche Autoren sie der normalen Standortflora zuordnen. Vaginale Candidosen sind weitverbreitet und werden von der WHO den »sexually transmitted diseases« (STD) zugerechnet.

Bei Patienten mit HIV-Infektionen ist die Candida-Besiedlung des Mund-Rachenraumes und die Candida-Ösophagitis ein erstes, wichtiges Leitsymptom.

Candidosen der Haut, insbesondere im Faltenbereich sind sehr schmerzhaft und häufig bei älteren Menschen und Diabetikern anzutreffen. Unter den Systemcandidosen treten Infektionen des Respirationstraktes, der Lungen und des Verdauungstraktes vergleichsweise am häufigsten auf. Fälle von Candida-Endokarditis, Candida-Meningitis oder Candida-Nephritis sowie Erkrankungen weiterer Organe sind selten, es muß allerdings, wie bei allen Systemmykosen, mit einer erheblichen Dunkelziffer gerechnet werden. Bei chronisch entzündeten Tonsillen ist Candida albicans in mehr als 20% der Fälle nicht nur mykologisch, sondern auch histologisch nachzuweisen.

Histologisch findet man Blastosporen, Pseudomycel und echtes Mycel sowie rundliche Sproßzellen von ca. 3–4 µm Durchmesser; bei älteren chronischen Formen überwiegen echte Hyphen, die oft nur schwierig von denen anderer Erreger, insbesondere Aspergillen zu unterscheiden sind. Im Unterschied zu Aspergillen gehen bei Candida die Hyphenverzweigungen meist in einem Winkel von kleiner als 45 Grad ab.

Die Gewebeläsionen sind unspezifisch, meist findet man Abszesse mit reichlich Neutrophilen. Selten sind chronische Formen mit granulomatösen Reaktionen und Riesenzellen, die Candidazellen enthalten.

Epidemiologie und Verbreitung

Candida-Arten sind weltweit, in der Natur oft auf tropischen Früchten und anderen organischen Materialien verbreitet. Epidemiologisch ist wichtig, daß die menschliche Schleimhaut (vor allem der Darm) ein Hauptreservoir ist; so erfolgen ca. 90% der Übertragungen direkt von Mensch zu Mensch. Vorübergehend können sich diese Hefen auch in der Umgebung des Menschen an feuchten Stellen halten (z.B. Zahnbürsten). Tiere sind in der Regel nicht in die Infektionswege eingeschlossen, obgleich sie Träger von Candidaarten sein können und Soorerkrankungen bei Haustieren, insbesondere beim Geflügel, keine Seltenheit sind.

Diagnostik

Der Nachweis von Candida-Hefen in Ausstrichen, Punktaten oder in der Histologie gelingt mit allen Spezialfärbungen (Fungiqual, PAS, GMS oder Gridley).

Blastosporen nehmen bei der H/E Färbung Hämatoxylin schwach an. Cave: Hefezellen können ohne Spezialfärbungen leicht mit Leukozyten verwechselt werden.

Fluoreszeinmarkierte spezifische Antikörper gegen C. albicans sind kommerziell erhältlich (Cave: falsch negative Ergebnisse bei non C. albicans Candidosen).

Die Anzüchtung gelingt problemlos auf allen üblichen Pilz-Diagnostik-Nährböden. Der Nachweis typischer Hyphenformen auf Reis-Tween-80-Agar ermöglicht die Identifizierung der wichtigsten Arten. Die biochemische Determination erfolgt nach Kreger van Rij (1984). Serologische Verfahren zur Diagnostik von Systemcandidosen sind relativ zuverlässig, Einzelheiten sind der Spezialliteratur (vgl. Seeliger, 1981) zu entnehmen.

Candida albicans, Niere

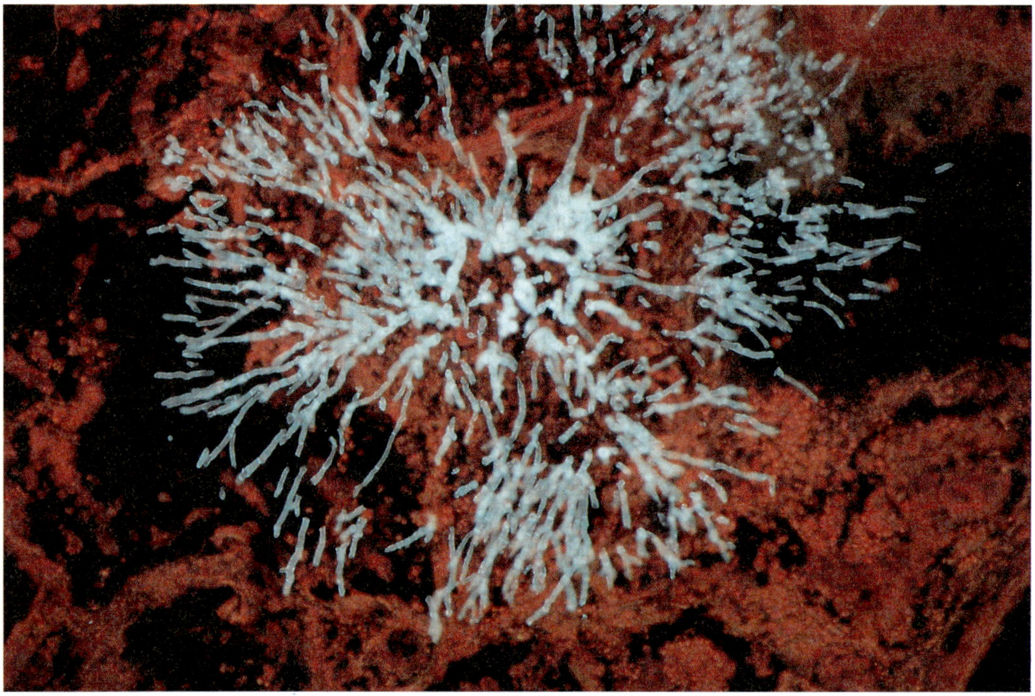

Fungiqual A und B

350×

Candida albicans, Niere

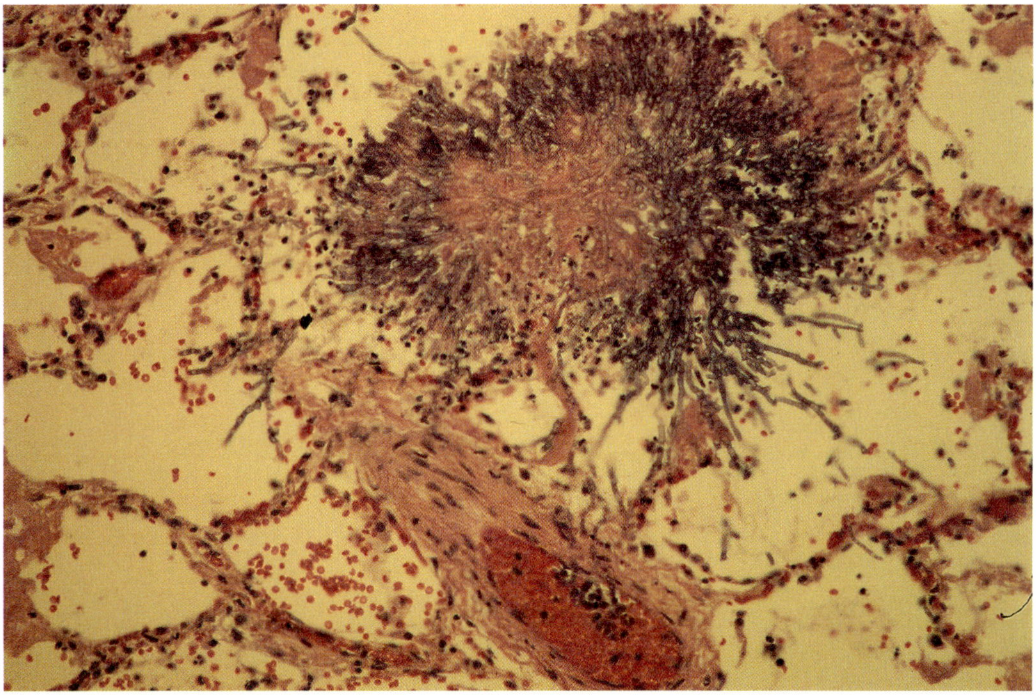

Hämatoxylin/Eosin

200×

Candida albicans, Lunge

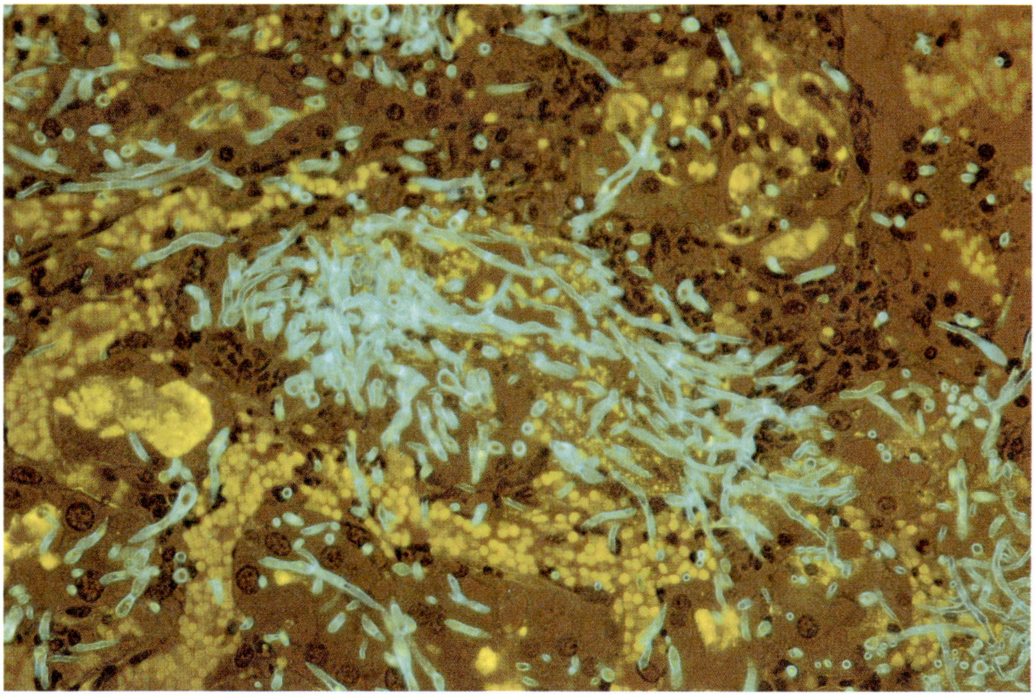

Hämatoxylin/Eosin und Fungiqual A

350×

CANDIDOSE

Candida albicans, Lunge

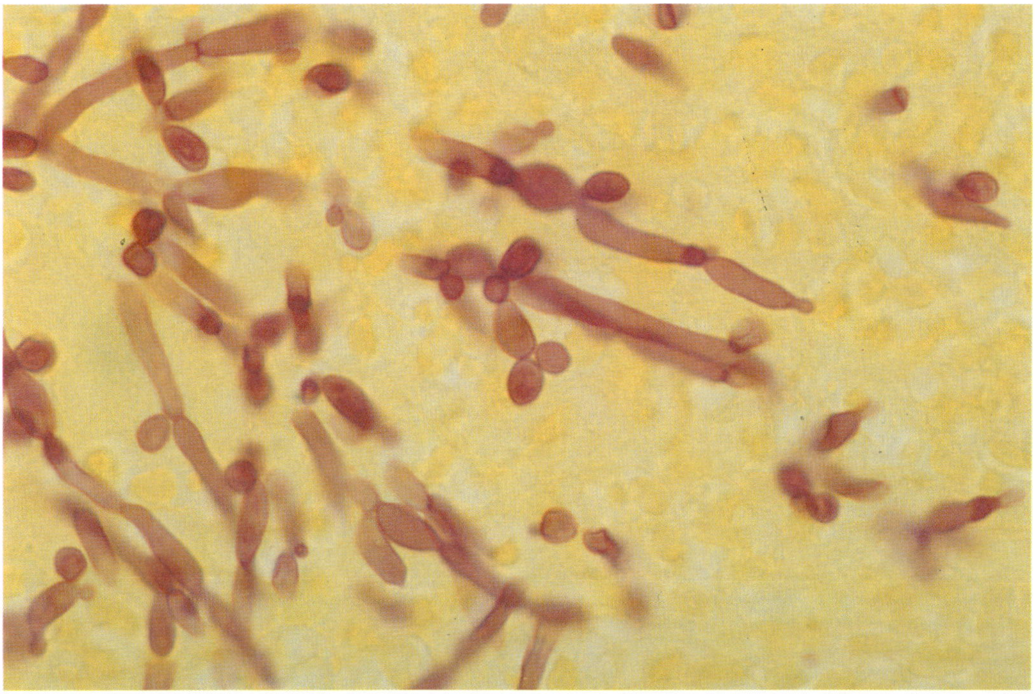

PAS-Färbung

1000×

Chromomykose

Chromomykose

Synonyme

Verrucous Dermatitis, Chromoblastomycosis in part Cladosporiose

Erreger

Phialophora pedrosoi
Phialophora verrucosa
Phialophora compacta
Phialophora dermatitidis
Cladosporium carrionii
Cladosporium trichoides
Chmelia slovaca

Synonyme

Hormodendrum; Exophiala; Fonsecaea; Wangiella u. a. Pilze dieser Gruppe werden von verschiedenen Spezialisten in unterschiedliche Gattungen eingeordnet, wir haben die Nomenklatur nach Emmons et al. benutzt.

Klinik und Pathologie

Die klassische Chromomykose ist eine granulomatöse Infektion der Haut und der Lymphwege und gilt als Verletzungsmykose, d. h., die Erreger gelangen durch Traumen in die Haut. Die Erkrankung schreitet nur langsam fort. Im Laufe von Monaten und Jahren entwickeln sich warzenartige Knoten, die sich später zu blumenkohlförmigen Wucherungen vergrößern. In seltenen Einzelfällen kann es zur hämatogenen Verschleppung der Pilze kommen, so wurden einige Fälle von meningoenzephalen Chromomykosen beschrieben, die jedoch meist als »Cladosporiosen« bezeichnet worden sind.

Die Chromomykosen verursachen sehr unterschiedliche Krankheitsbilder, so daß die Diagnose klinisch kaum zu stellen ist. In Verdachtsfällen und vor allem dann, wenn mehrfach schwarz oder dunkelbraun wachsende Pilze isoliert worden sind, ist eine Biopsie vorzunehmen und histologisch zu untersuchen.

In der Haut findet man histologisch große, kantig erscheinende Pilzzellen, die oft in kleinen Paketen von 2–4 Stück zusammenliegen und an ihren Haftflächen septenartige Wände aufweisen. Die Zellwände dieser Pilze sind auffallend dick und braun bis schwarzbraun gefärbt. Diese Art Pilzzellen bezeichnet man als »fumagoide Zellen« oder auch als »sclerotic cells«.

Es gibt eine weitere Gewebeform dieser Pilze; sie wird vorzugsweise in anderen Organen als der Haut beobachtet mit Hyphen und Sproßzellen, welche längere Zeit mit den Hyphen verbunden bleiben; diese Formen sind weniger stark pigmentiert.

Histologisch ist die Chromomykose durch pseudoepitheliomatöse Hyperplasie mit keratolytischen Mikroabszessen charakterisiert. Läsionen, die noch nicht ulzeriert sind, enthalten unscharf abgegrenzte granulomatöse Knoten, bei ulzerierten Formen wird das Bild durch die Sekundärinfektion bestimmt.

Epidemiologie und Verbreitung

Die Erreger der Chromomykose kommen als Saprophyten in der Natur, z. B. auf verfaulendem Holz, weltweit vor und werden aufgrund ihrer Pigmentierung als Schwärzepilze (Dematiaceae) bezeichnet. Am häufigsten sind Landarbeiter, die barfuß laufen oder ohne Schutzhandschuhe arbeiten, von der Chromomykose betroffen. Die Erkrankung kommt vor allem in tropischen und subtropischen Ländern vor, aber es wurden auch schon Fälle aus Europa (UdSSR, Finnland, CSSR) beschrieben.

Diagnostik

Alle Pilze dieser Gruppe färben sich mit Fungiqual, PAS oder GMS, die stark pigmentierten Pilzzellen sind auch in H/E gefärbten sowie in ungefärbten Schnitten erkennbar.

Die Anzucht gelingt auf den üblichen Pilznährböden bei Zimmertemperatur.

Eine Identifizierung des Erregers durch die Kultur ist problematisch und nur dem Spezialisten möglich.

CHROMOMYKOSE

Phialophora spec., Subcutis

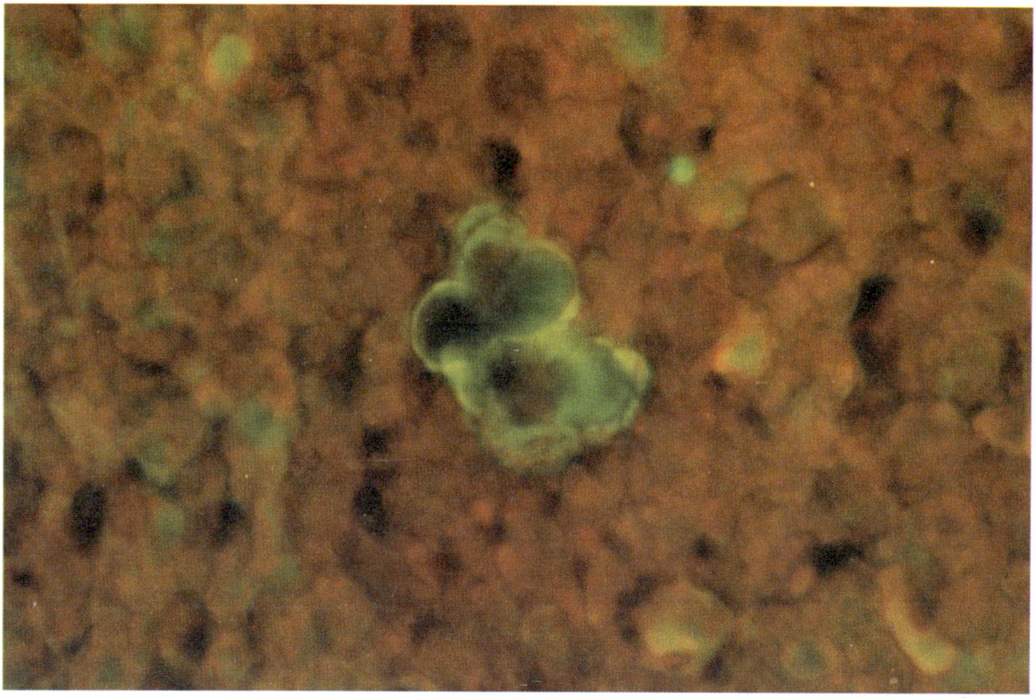

Fungiqual A und B

1000×

CHROMOMYKOSE

Phialophora spec., Subcutis

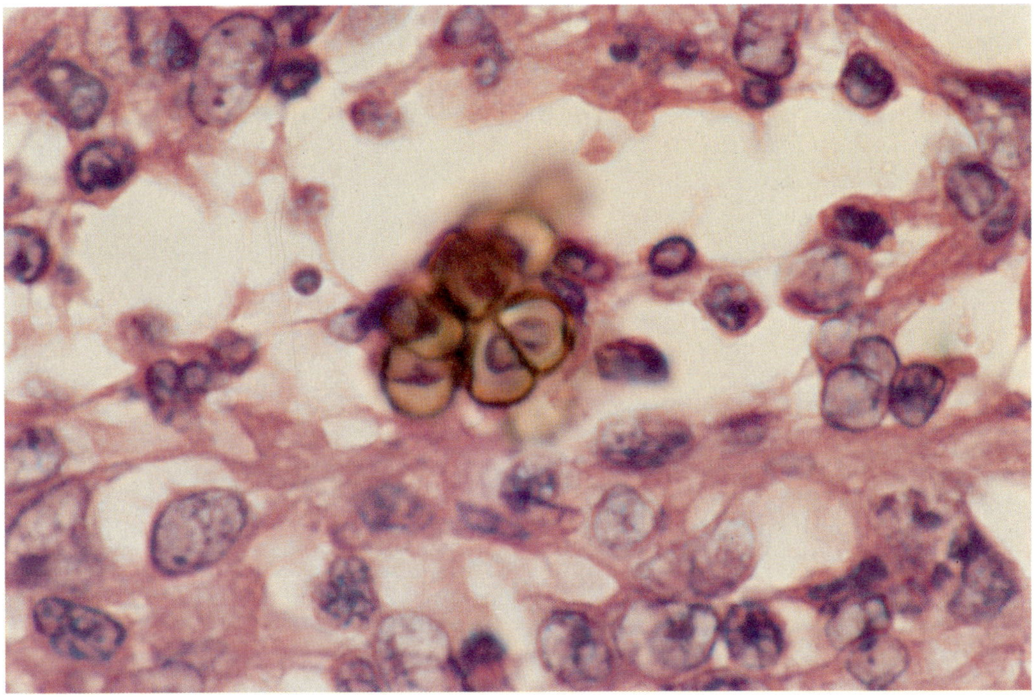

H/E Färbung

1000×

Cladosporium trichoides, Cerebellum

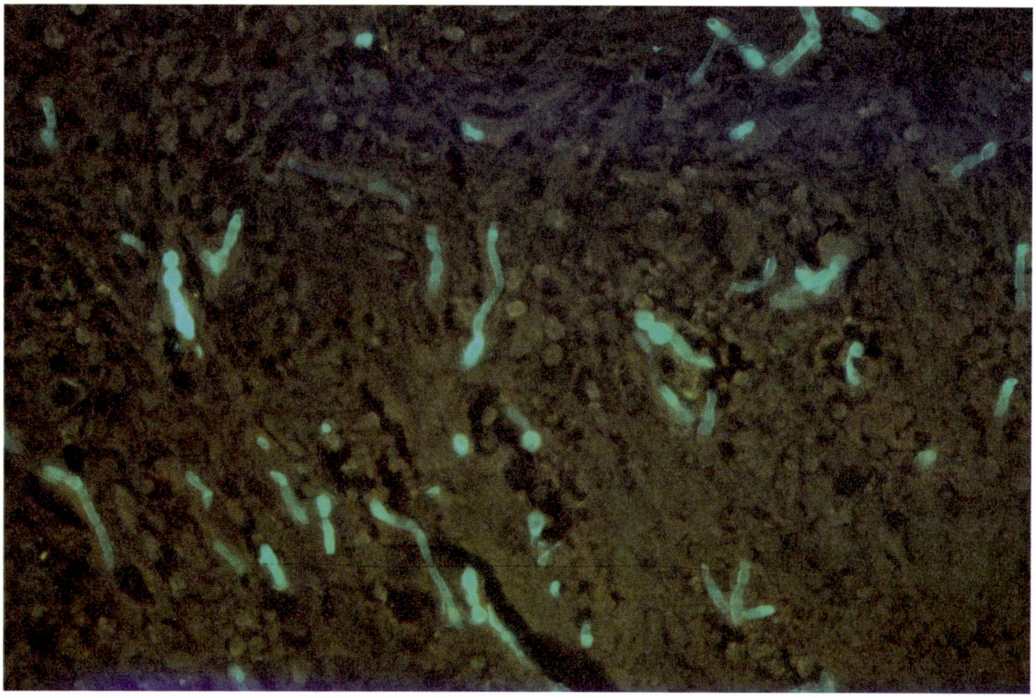

Fungiqual A

400×

Cladosporium trichoides, Cerebellum

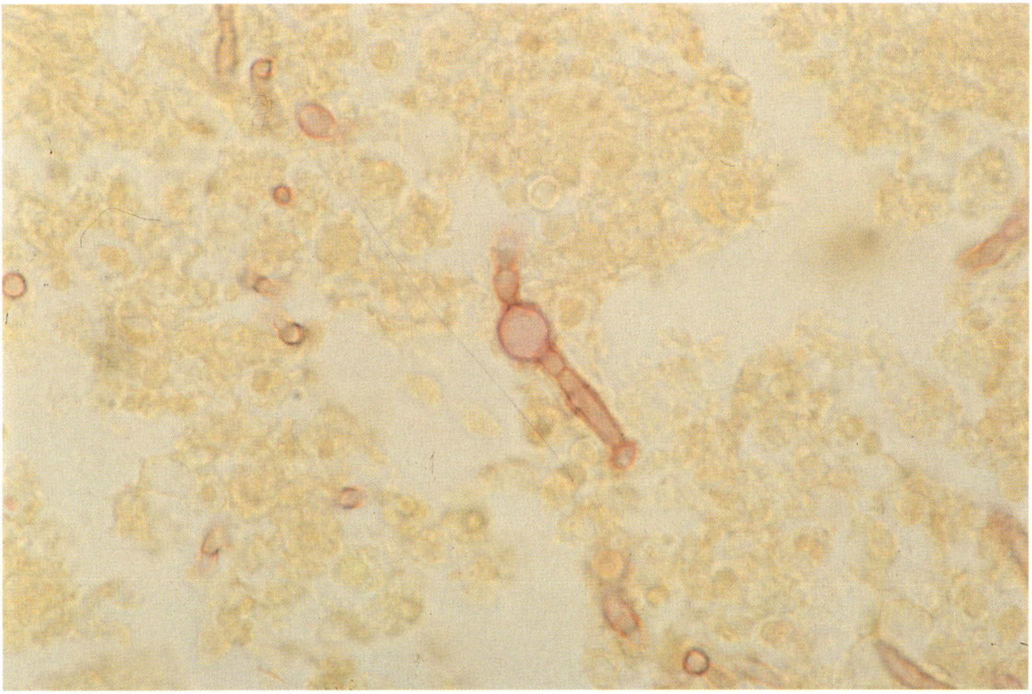

Gridley-Färbung

800×

Coccidioidomykose

Coccidioidomykose

Synonyme

Coccidioidal granuloma, Valley fever, Desert Rheumatism

Erreger

Coccidioides immitis

Synonyme

Posadasia esferiformis, Blastomycoides immitis

Klinik und Pathologie

Die Coccidioidomykose ist meist eine relativ banale Infektion des Respirationstraktes, selten eine schwere Erkrankung der Lunge und anderer Organe. Primäre Haut-Coccidioidomykosen sind extrem selten.

Die benigne Form kann gänzlich asymptomatisch oder wie ein grippaler Infekt verlaufen. In einigen Fällen entwickelt sich ein Erythema nodosum. Normalerweise heilt die benigne Coccidioidomykose vollständig aus, nur bei einem Teil der Befallenen entstehen Kavernen und Verkalkungen. Coccidioidome sind die verbleibenden Läsionen einer abgeheilten Coccidioidomykose, sie sind pathognomonisch harmlos, werden meist nur zufällig entdeckt und sind nur schwierig von malignen Tumoren zu unterscheiden.

Die progressive, disseminierte Coccidioidomykose dürfte fast immer von Infektionsherden in der Lunge ausgehen. Diese Formen sind therapeutisch nur sehr schwer beherrschbar, bei miliarer Dissemination und Meningitis ist die Prognose schlecht.

Die klinischen Symptome der Coccidioidomykose sind so vielgestaltig – allgemein die einer chronischen Infektionskrankheit oder eines Tumors –, daß nur der Erregernachweis oder die Serologie zur Diagnose führen. Im Gewebe kommen im Wechsel eine vegetative und eine generative Phase mit folgenden Gewebsformen vor: Endospore-Trophozyt-Sphaerule-Endospore.

Als Trophozyt wird das Stadium zwischen der (einkernigen) Spore und der Endosporulation der Sphaerule bezeichnet. Die Sphaerule (30–60 µm beim Menschen, bis 200 µm bei Nagetieren) ist ein Sporangium; sie ist das typische Element der Gewebeformen dieses Erregers. Hyphen sind selten zu finden, man sieht sie vor allem in den Wänden der pulmonalen Kavernen.

Eine histologische Diagnose ist bei frischen Fällen ebenso schwierig wie bei sehr alten, inaktiven Fällen, weil dann entweder Sporangien noch nicht vorhanden sind oder alte leere Sporangien kaum von anderen Pilzzellen, insbesondere denen von Blastomyces dermatididis, zu unterscheiden sind.

Epidemiologie und Verbreitung

Die Coccidioidomykose ist in den ariden Zonen des Westens der USA, Mittel- und Südamerikas weit verbreitet. Patienten außerhalb dieser Gebiete haben sich fast immer dort vorübergehend aufgehalten oder waren Materialien aus diesen Gebieten ausgesetzt. Die Coccidioidomykose ist in den Endemiegebieten auch häufig bei kleinen Nagern zu finden. Natürliches Habitat des Pilzes ist der Erdboden; Infektionen erfolgen durch Einatmung der Arthrosporen. Eine Übertragung von Mensch zu Mensch ist nur in den seltenen Fällen möglich, wenn sich bei alten chronischen Formen in der Lunge die saprophytische Pilzform entwickelt und Arthrosporen ausgeatmet werden.

Diagnostik

Im Sputum, in Pus oder Bronchialflüssigkeit können Pilzelemente mit spezifischen Färbungen (Fungiqual, GMS, PAS, Gridley) nachgewiesen werden, aktive Formen sind auch mit der H/E-Färbung erkennbar. Die Darstellung der Erreger in der Histologie gelingt mit allen genannten Färbungen. Kulturen sollten im Verdachtsfall nur in Schrägagarröhrchen mit guten Verschlüssen angelegt werden, weil dieser Pilz außerordentlich infektiös und von allen Pilzkulturen die gefährlichste ist. Zur mikroskopischen Untersuchung darf den Kulturen Material nur in einem Sicherheitskabinett entnommen werden. Die meisten Stämme produzieren die hochinfektiösen Arthrosporen innerhalb von ein bis zwei Wochen. Kulturen sollten deshalb nach spätestens 10 Tagen vernichtet werden (Hinweise an das Labor sind erforderlich!).

Intracutantestungen mit spezifischen Antigenen (Reaktion vom verzögerten Tuberkulintyp) sind diagnostisch wichtig, die Testseren sind außerhalb der Endemiegebiete in den USA kaum erhältlich.

Coccidioides immitis, Lunge

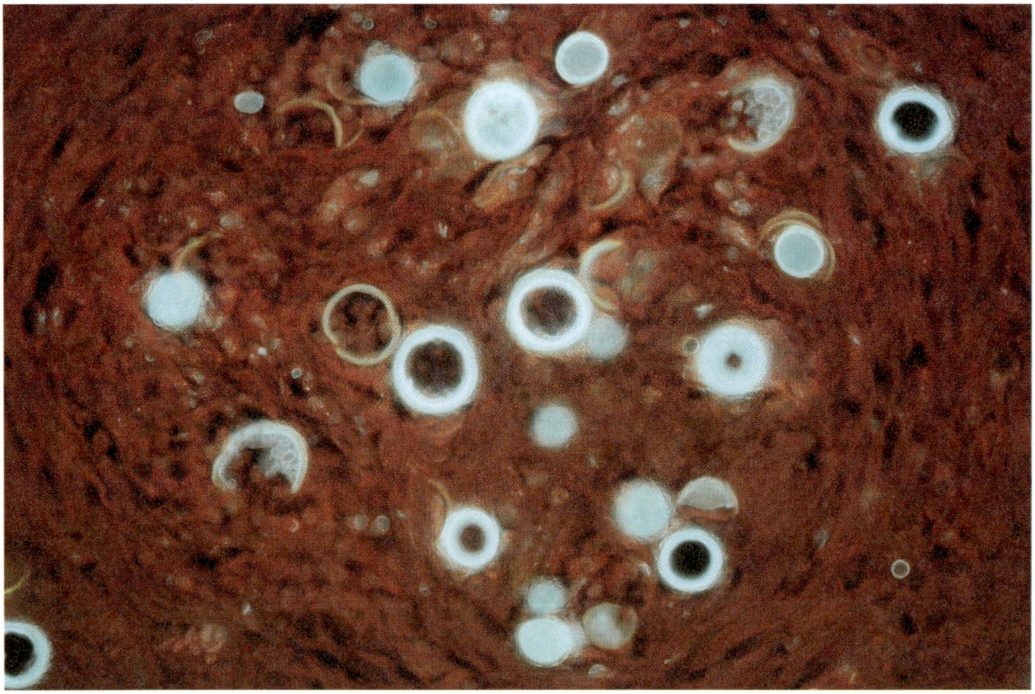

Fungiqual A und B

250×

COCCIDIOIDOMYKOSE

Coccidioides immitis, Gehirn

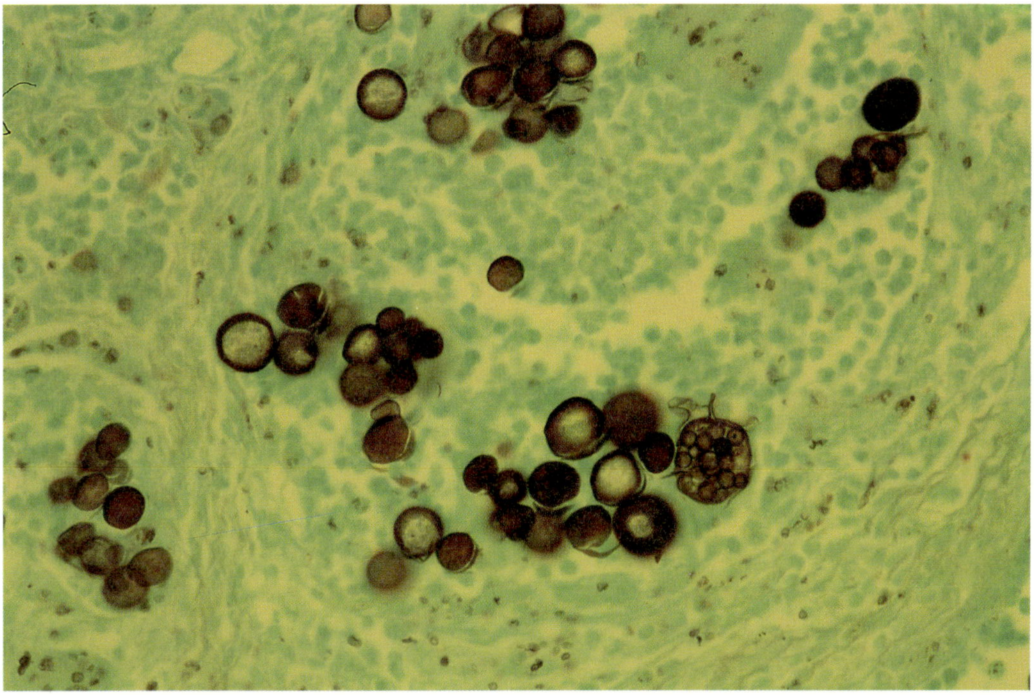

GMS-Färbung

250×

Cryptococcose

Cryptococcose

Synonyme

Europäische Blastomykose, Torulose, Busse-Buschke's Erkrankung

Erreger

Cryptococcus neoformans

Synonym

Torula histolytica

Klinik und Pathologie

Die Cryptococcose ist eine akute, subakute oder chronische Mykose, die vorwiegend die Lunge befällt. Die Infektion kann offenbar symptomlos verlaufen. Der Befall anderer Organe, wie des Zentralnervensystems, der Milz oder der Haut, kommt durch hämatogene Aussaat oder Verbreitung über die Lymphwege zustande. Cryptococcus neoformans ist der gefährlichste Erreger unter den Hefen und kann sich in fast allen Organen und dem Skelettsystem ausbreiten.

Die Cryptococcose tritt gehäuft bei Patienten mit den Vorstadien von AIDS (ARC) und AIDS auf. Die Infektion ist zunächst auf die Lunge beschränkt, mit fortschreitender Erkrankung kommt es fast immer zur Absiedlung in andere Organe. Die dabei oft beobachtete Meningoenzephalitis dürfte die problematischste Form der Cryptococcose sein. HIV-Patienten mit persistierenden Kopfschmerzen sollten einer entsprechenden Liquordiagnostik unterzogen werden.

Die starke Bekapselung von Cryptococcus neoformans scheint eine der Hauptursachen dafür zu sein, daß der Erreger zunächst wohl vom Abwehrsystem nicht als Eindringling erkannt wird und deshalb keine entzündliche Reaktion resultiert. Histologisch erkennt man sehr unterschiedlich große Hefezellen, deren Durchmesser zwischen 2 und 16 μm schwankt (ohne Kapsel), die Kapselbildung kann fehlen oder auch sehr stark ausgeprägt sein.

Mit der Mucicarmin Färbung wird die Polysaccharid-Kapsel gut dargestellt, allerdings meist in Form fädiger Filamente (Fixierungseffekt), die strahlenförmig von der Pilzzelle auslaufen.

Das histologische Bild wird von kleinen Hohlräumen bestimmt, die durch eine Trümmerzone präexistierenden Gewebes unscharf abgegrenzt sind und zahlreiche, z. T. sprossende Hefezellen enthalten.

Wenn die Sprossung sehr aktiv ist, bilden sich kurze Ketten, die an ein Pseudomycel erinnern. Ein echtes Mycel kommt bei diesem Erreger nicht vor.

Mitunter sieht man Cryptococcuszellen auch innerhalb von Histiozyten. Cryptococcus-Granulome sind relativ scharf umschrieben, zeigen aber weder dicke Randzonen noch Anzeichen einer Verkalkung.

Epidemiologie und Verbreitung

Cryptococcus neoformans scheint weltweit vorzukommen, jedoch nirgends auffallend häufig zu sein. Der Pilz hat in Vogel- und Fledermauskot, möglicherweise auch anderen harnstoffreichen Substraten ein natürliches Reservoir; Erkrankungen sind deshalb nach Kontakten mit solchen Substraten relativ häufig.

In den letzten Jahren breitet sich die Cryptococcose unter Patienten mit HIV-Infektionen besorgniserregend aus. Von C. neoformans sind mehrere Serotypen bekannt, die sich auch hinsichtlich ihrer Virulenz zu unterscheiden scheinen.

Diagnostik

Der Nachweis des Erregers im Sputum, Blut oder Liquor erfolgt im mikroskopischen Präparat, man achte auf die Zellwand, um Verwechslungen mit Leukozyten zu vermeiden. Färbung: Fungiqual, PAS, Gridley, GMS und Mucikarmin zur Darstellung der Schleimkapsel. Die Anzüchtung gelingt auf allen üblichen Nährböden. Bei der Kultur wird die Schleimkapsel durch mikroskopieren einer Zellaufschwemmung in Ausziehtusche nachgewiesen; sie kann bei manchen Stämmen fehlen oder nur sehr schwach ausgebildet sein. Eine exakte Bestimmung nach Kreger van Rij ist meist nicht nötig.

Cryptococcus neoformans, pharynx

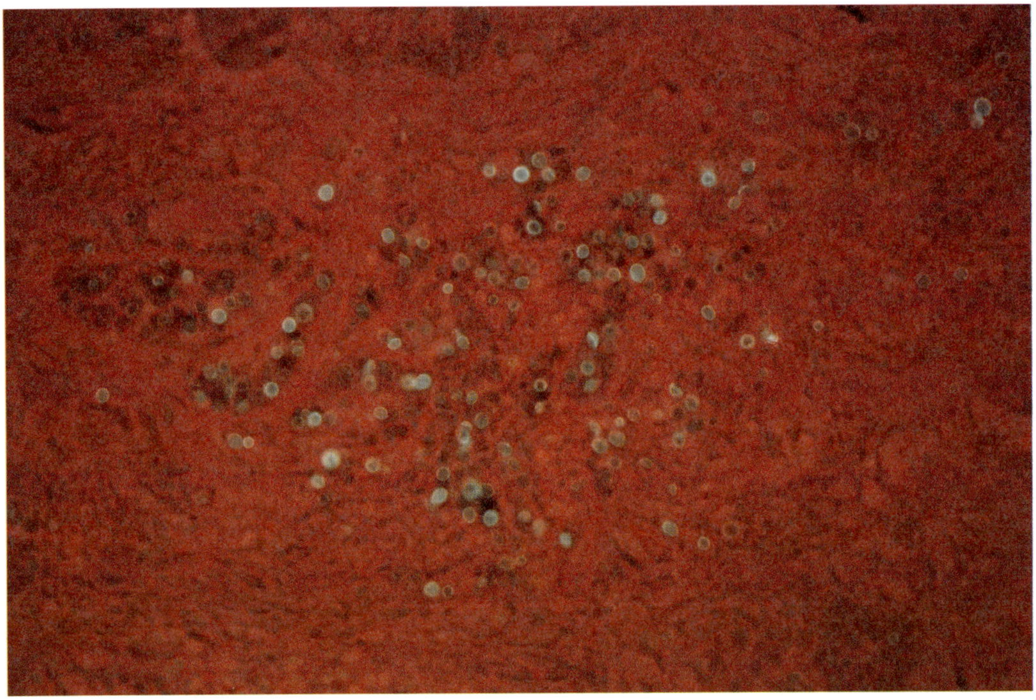

Fungiqual A and B

500×

CRYPTOCOCCOSE

Cryptococcus neoformans, Pharynx

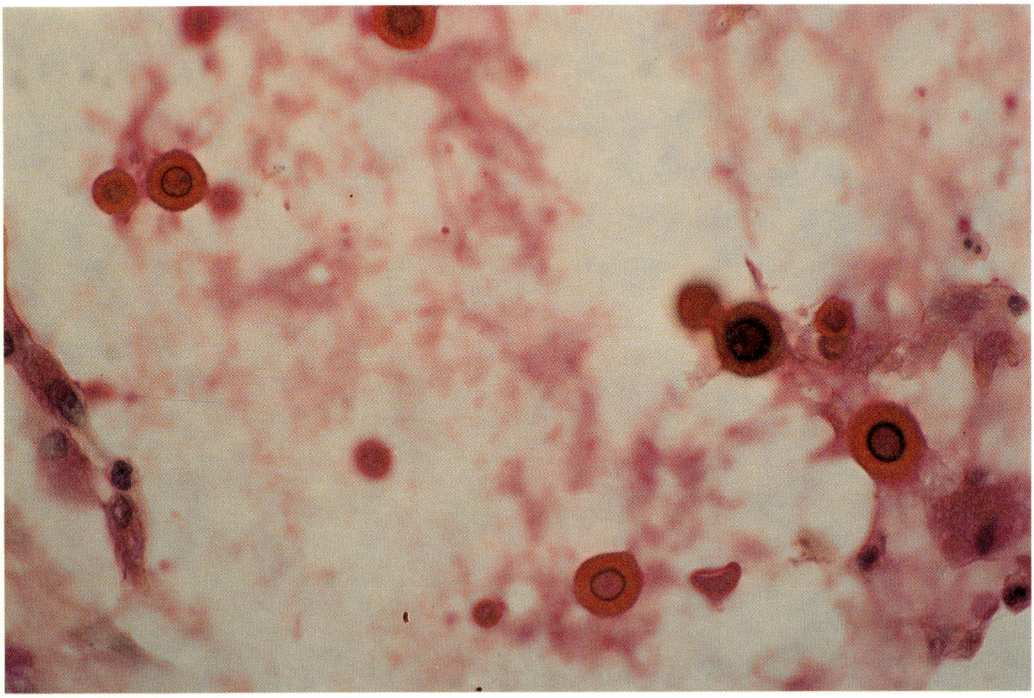

Mucikarmin-Färbung

750×

Dermatomykosen

Dermatomykosen

(Trichophytie, Microsporie, Epidermophytie, Tinea, Ringworm, Favus)

Synonyme

Epidermale Mykosen, Dermatophytosen

Erreger

Trichophyton-Arten, Microsporum-Arten, Epidermophyton floccosum, Malassezia furfur, Candida-Arten.

Erkrankungen der Haut, der Haare und der Nägel durch Pilze gehören zu den häufigsten Infektionskrankheiten des Menschen. Allein an den sogenannten Fußmykosen (Tinea pedum) leiden ca. 25% der Bevölkerung in Mitteleuropa. Aus rein praktischen Gründen schließen wir hier auch die Tinea versicolor (Erreger: Malassezia furfur) und die seltene Tinea nigra (Erreger: Cladosporium werneckii) ein. Im Rahmen dieses Atlas kann auf die Dermatomykosen im einzelnen allerdings nicht näher eingegangen werden, dafür muß auf die umfangreiche dermatologische Spezialliteratur verwiesen werden.

In der Regel finden sich im Gewebe Hyphen, Hyphensporen (Arthrosporen), evtl. Chlamydosporen oder auch Sprossungen. In mikroskopischen Präparaten ist eine morphologische Differenzierung von Dermatophyten (Vertreter der Gattungen Trichophyton, Epidermophyton und Microsporum) nicht möglich, Malassezia furfur erkennt man an den typischen Sporenhaufen und kurzen gebogenen Hyphen, und Candida-Arten zeigen neben echtem Myzel auch Pseudomycel und Sproßzellen.

Bei Patienten mit Dermatomykosen genügt in der Regel der mikroskopische Pilznachweis, um die klinisch gestellte Diagnose abzusichern. Da alle modernen Antimykotika zur externen Anwendung Breitbandcharakter haben, ist eine exakte Identifizierung der Erreger in der Regel überflüssig. Wenn der Nachweis der systematischen Zugehörigkeit des Erregers erforderlich ist, muß eine Kultur angelegt werden. Im reinen Kalilaugenpräparat sind Pilzelemente nur am unterschiedlichen Brechungsindex zu erkennen; die Gefahr falsch negativer Befunde ist groß. Durch zugesetzte Farben, wie z. B. Parkertinte, wird das Auffinden von Pilzen etwas erleichtert. Die Anwendung der PAS-Reaktion oder der GMS-Färbung ist bei mazerierten Materialien technisch sehr aufwendig und für die tägliche Praxis ungeeignet.

Nach der Reaktion mit Fungiqual sind Pilzelemente als leuchtende Partikel vor einem mehr oder weniger schwach fluoreszierenden Hintergrund sehr deutlich erkennbar. Bei fachgerecht vorgenommener Materialentnahme und sorgfältiger mikroskopischer Auswertung sind falsch negative Nativpräparate praktisch ausschließbar.

Trichophyton rubrum, Hautschuppen

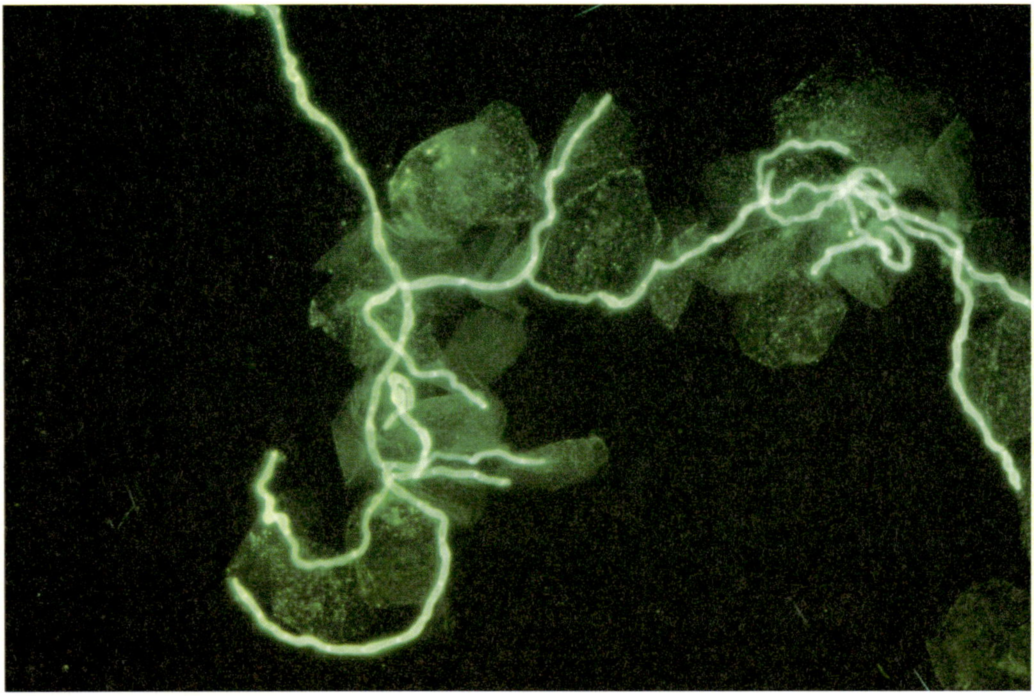

Fungiqual A

350×

Candida albicans, Hautschuppen

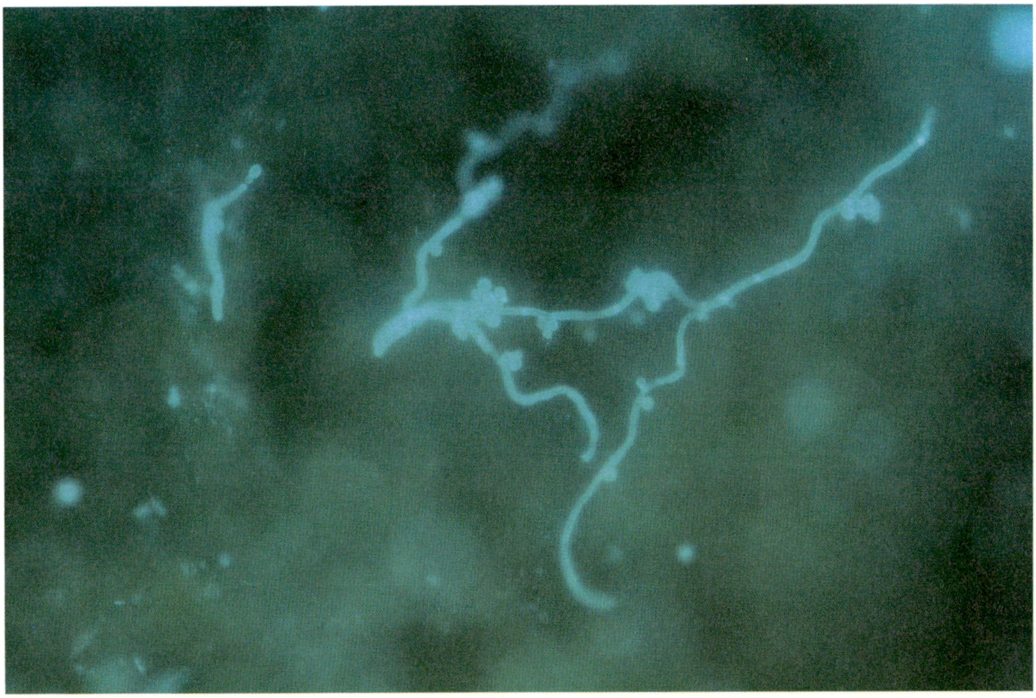

Fungiqual A

350×

Pityriasis versicolor, Hautschuppen
Malassezia furfur

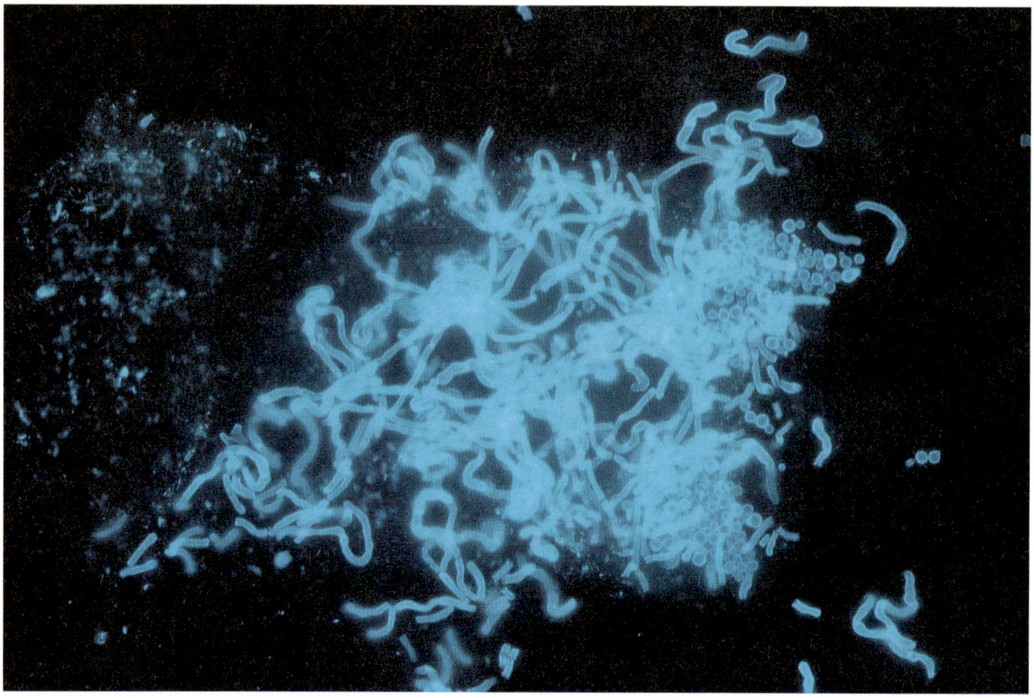

Fungiqual A

350×

Tinea unguium, histologisches Präparat (Technovit 7100)
Trichophyton rubrum

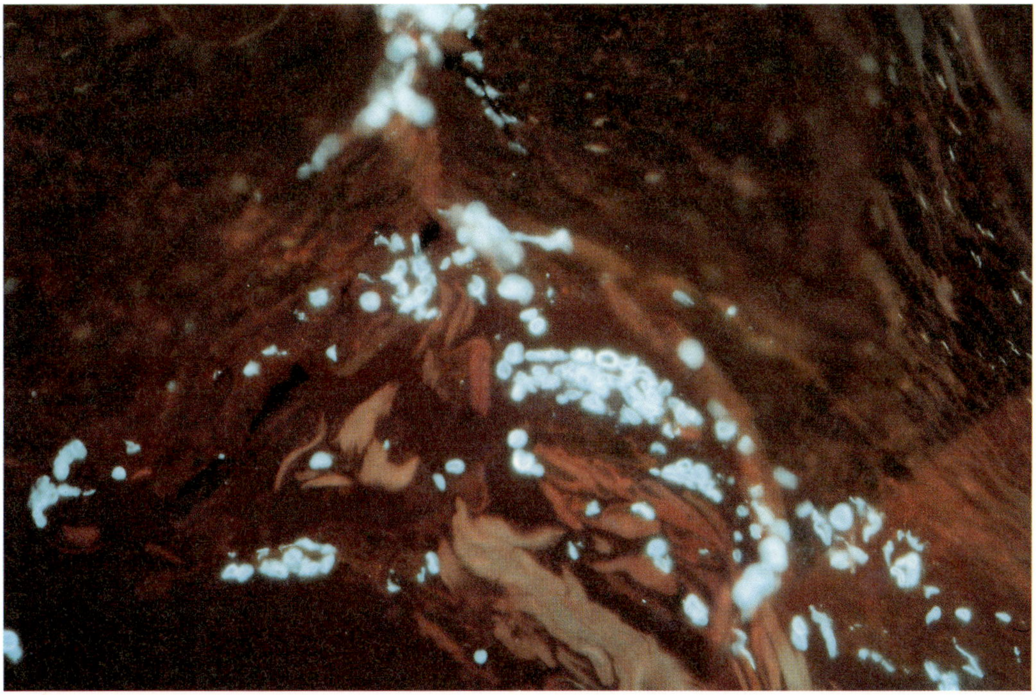

Fungiqual A und B

500×

Trichosporon cutaneum, Ulcusabstrich

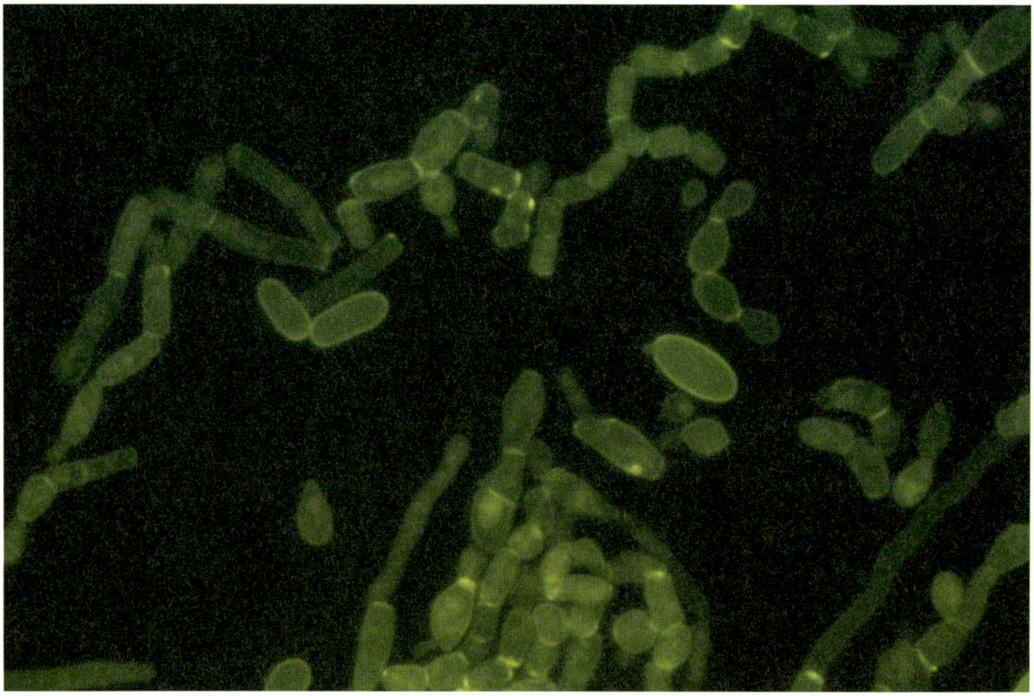

Fungiqual A

750×

Candida albicans, Vaginalabstrich

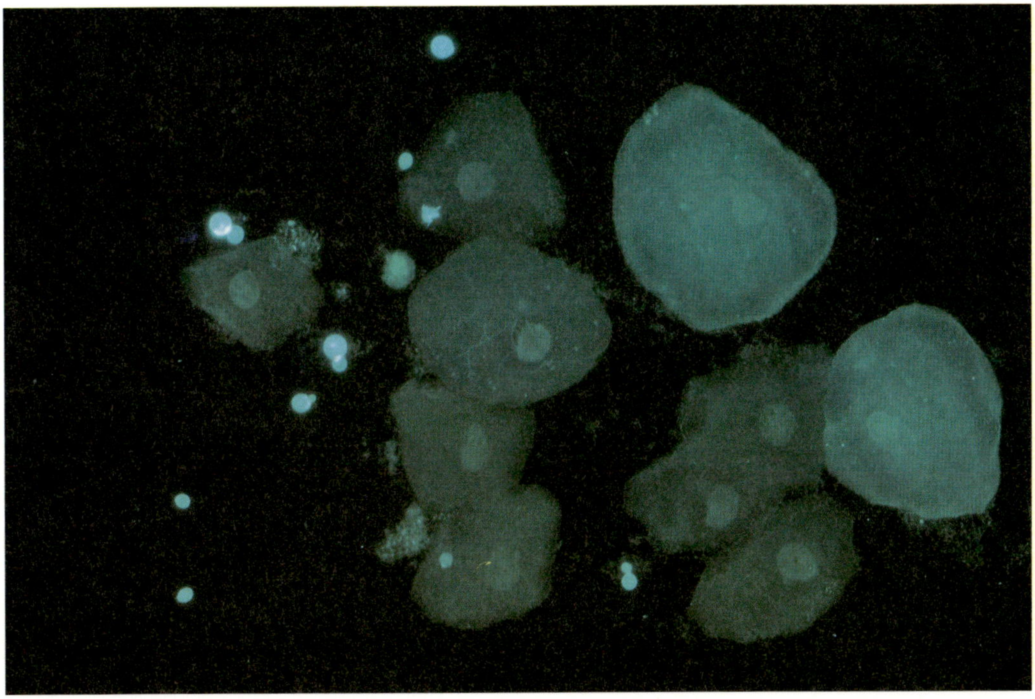

Fungiqual A

650×

Histoplasmose

Histoplasmose

Synonyme

Darling's Krankheit,
Reticuloendotheliale Zytomycose

Erreger

Histoplasma capsulatum
H. capsulatum var. duboisii

Synonyme

Cryptococcus capsulatus,
Histoplasma pyriforme
u. a. Ajellomyces capsulatus

Klinik und Pathologie

Die Histoplasmose ist eine Mykose des reticuloendothelialen Systems mit Befall der lymphatischen Gewebe, Lunge, Leber, Niere, Haut des Zentralnervensystems und anderer Organe. Klinisch werden mehrere Formen unterschieden; die Mehrzahl der Fälle verläuft als banaler Infekt und ist nur über die Histoplasmin-Überempfindlichkeit zu erkennen. Mild verlaufende Lungeninfektionen können in schwere, disseminierte Formen übergehen, diese sind unbehandelt meist letal.

Die Krankheit kann in ihren Stadien mitunter lange Zeit sistieren, um dann wieder fortzuschreiten. Fälle von Spontanheilung sind bekannt. Bei der kleinzelligen Form finden sich die Erreger meist intrazellulär, bei der großzelligen, afrikanischen Form sind Verwechslungen mit Blastomyces dermatitidis möglich. Im Histiozyten fällt Histoplasma capsulatum in der H/E-Färbung als ovaler oder runder 1–1,5 µm großer, heller Einschluß auf, oft sind Sprossungen zu erkennen. Eine Verwechslung mit Leishmania ist sehr leicht möglich; auch mit Toxoplasma sind Verwechslungen möglich, obwohl dieser Parasit normalerweise nicht in Histiozyten vorkommt und etwas kleiner ist; die Anwendung von speziellen Pilzfärbungen ist deshalb unerläßlich.

Die nicht-fatale, chronische Lungenhistoplasmose ähnelt histologisch und roentgenologisch sehr stark der Tuberkulose.

Die schweren disseminierten Formen von Histoplasmose nehmen im Gefolge von AIDS zu und gehören zu den Leitsymptomen dieser Krankheit.

Bei der afrikanischen Histoplasmose durch H. capsulatum var. duboisii sind oft die großen Röhrenknochen, Mundhöhle und Speiseröhre sowie die Subcutis befallen. Die Zellen von H. capsulatum var. duboisii sind ca. 10–14 µm groß.

Epidemiologie und Verbreitung

Histoplasma capsulatum ist weltweit verbreitet, jedoch nur vom mittleren Westen bis an die südliche Ostküste der USA häufig. Es überwiegen weitgehend benigne Formen.

Das natürliche Habitat des Pilzes scheint der Erdboden zu sein, und zwar vorwiegend solche Stellen, die mit Vogel- oder Fledermauskot angereichert sind. Infektionen kommen sowohl durch Einatmen als auch durch orale Aufnahme der Sporen zustande. Ob die Erreger auch durch Verletzungen eindringen können ist eine offene Frage. Die Epidemiologie der großzelligen afrikanischen Form ist unbekannt.

Diagnostik

Die Histoplasmose täuscht mit ihren sehr variablen Symptomen klinisch viele andere Krankheiten (Tuberkulose, Meningitis, Hepatitis, Pneumonie, Endocarditis u.a.) vor.

Die Diagnose stützt sich auf den histologischen Erregernachweis (nur in Ausnahmefällen sind Abstriche von Ulzerationen möglich) und die Serologie. Die Färbung erfolgt mit Fungiqual, GMS (bei Lungenmaterial cave: Verwechslungen mit Rußpartikeln) Gridley sowie der Giemsafärbung. Histoplasma ist manchmal auch im Blutaustrich nachweisbar. Die Anzüchtung auf künstlichen Nährböden gelingt ohne Schwierigkeiten. Bei Zimmertemperatur wächst Histoplasma als grünlich-grauer Schimmel, die dabei gebildeten Sporen sind sehr infektiös. Alle Arbeiten müssen deshalb in einem Sicherheitskabinett erledigt werden. Bei 37 °C wächst dieser Pilz auf Herz-Hirn-Infusionsagar in seiner Hefeform, die weit weniger gefährlich ist (Hinweis an das Labor erforderlich!). Zur Serodiagnostik haben sich Immunodiffusionsteste am besten bewährt, doch sind falsch negative Ergebnisse relativ häufig. Früher vorgenommene Intrakutantestungen können den Test verfälschen.

Histoplasma capsulatum, Milz

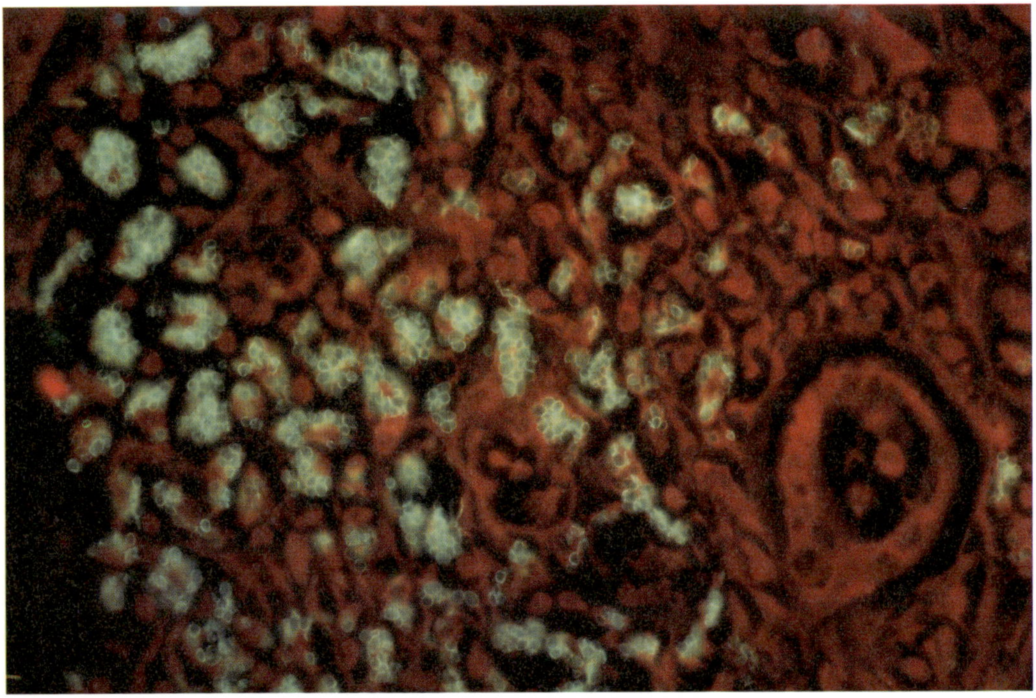

Fungiqual A und B

1000×

HISTOPLASMOSE

Histoplasma capsulatum, Milz

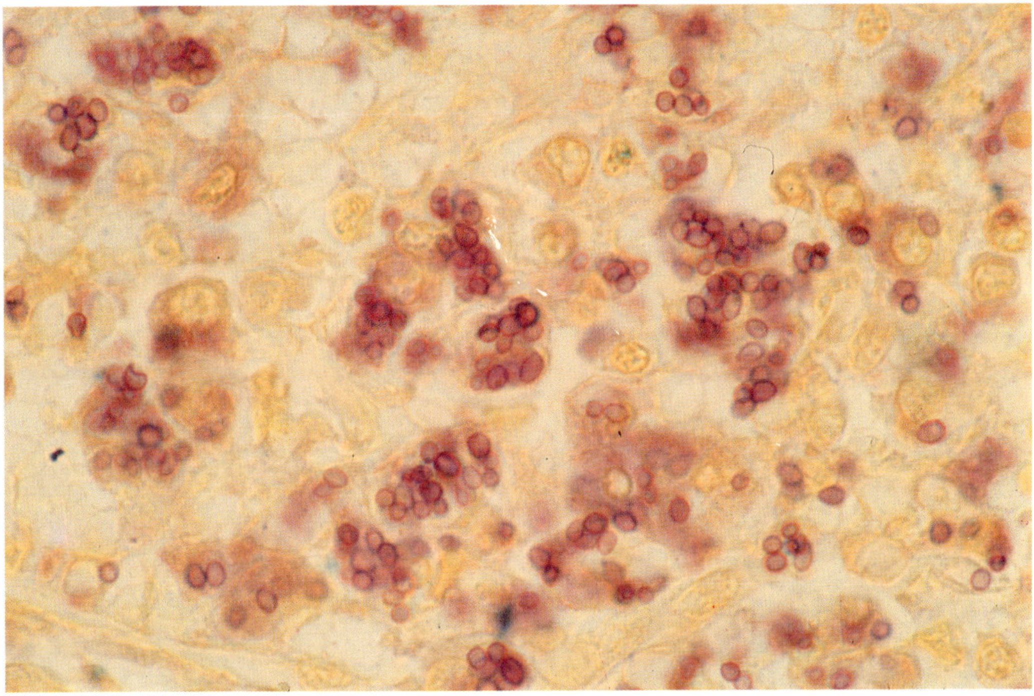

Gridley-Färbung

1200×

Histoplasma capsulatum var. duboisii, Lymphknoten

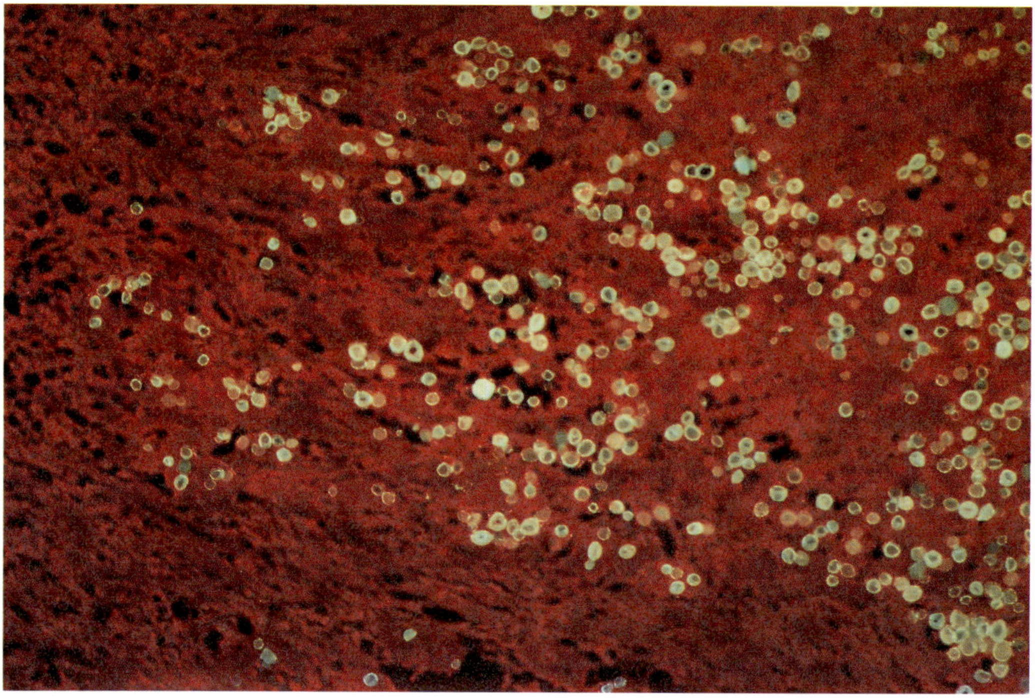

Fungiqual A und B

250×

Histoplasma capsulatum var. duboisii, Lymphknoten

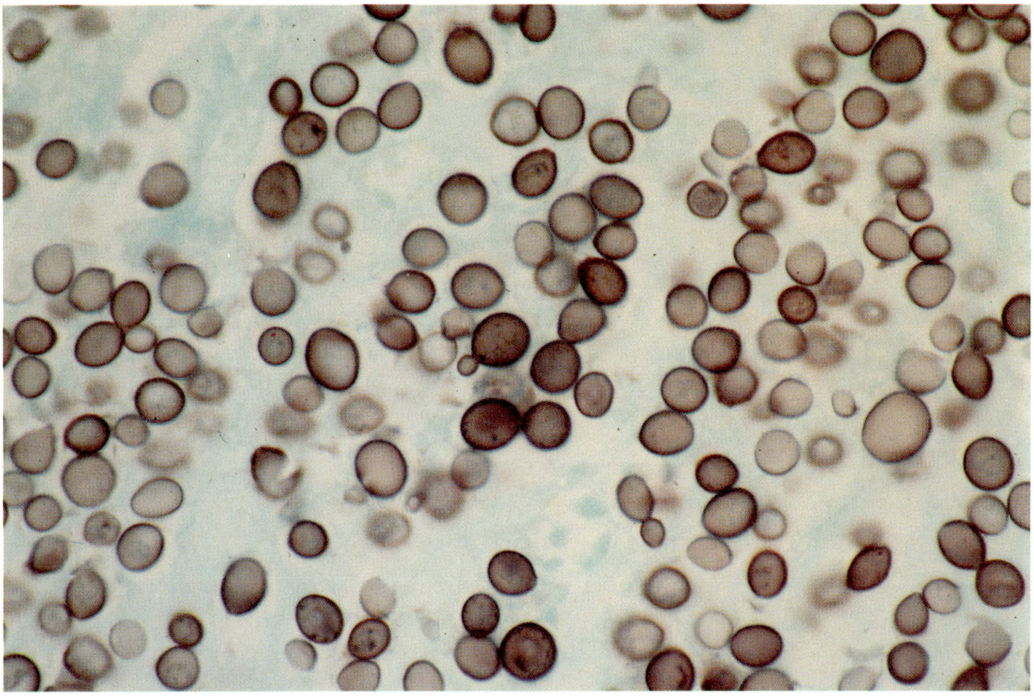

GMS-Färbung

600×

Lobomykose

Lobomykose

Synonyme

Lobo's Krankheit,
Keloid-Blastomykose

Erreger

Loboa loboi

Synonyme

Glenosporella loboi,
Glenosporopsis amazonica u. a.

Klinik und Pathologie

Diese Mykose wurde ursprünglich als Sonderform der Südamerikanischen Blastomykose angesehen, muß aber heute als selbständige Krankheit eingestuft werden.

Befallen werden die Haut und die Subcutis, wobei sich keloid- oder blumenkohlartige Wucherungen bilden, die über Jahrzehnte bestehen können und sich durch Autoinokulation langsam ausbreiten. Ältere Läsionen können ulzerieren.

Die runden bis zitronenförmigen Zellen von L. loboi haben eine dicke Zellwand und finden sich oft in kurzen Ketten, ihre Größe beträgt 8–19 μm. Das Cytoplasma von L. loboi ist ein- bis mehrkernig. Es kann schwierig sein, L. loboi gegen Blastomyces dermatitidis abzugrenzen.

Histologisch fallen ausgedehnte Granulome aus Riesenzellen auf, die massenhaft Pilzzellen enthalten.

Epidemiologie und Verbreitung

Die Erkrankung ist in Mittel- und Südamerika beheimatet. Meistens werden Menschen aus ländlicher Umgebung oder solche, die in den Wäldern leben, befallen. Die Infektion kommt wahrscheinlich durch Traumen, Mikrotraumen oder Insektenstiche zustande. Eine Übertragung von Mensch zu Mensch wurde bisher nicht nachgewiesen.

Auch Delphine können an Lobo's Mykose erkranken.

Diagnostik

Die Diagnose stützt sich auf den histologischen Erregernachweis (Fungiqual, GMS, PAS, Gridley). Der Erreger ist nicht kultivierbar, serologische Nachweismethoden sind zur Zeit nicht verfügbar.

LOBOMYKOSE

Loboa loboi, Subcutis

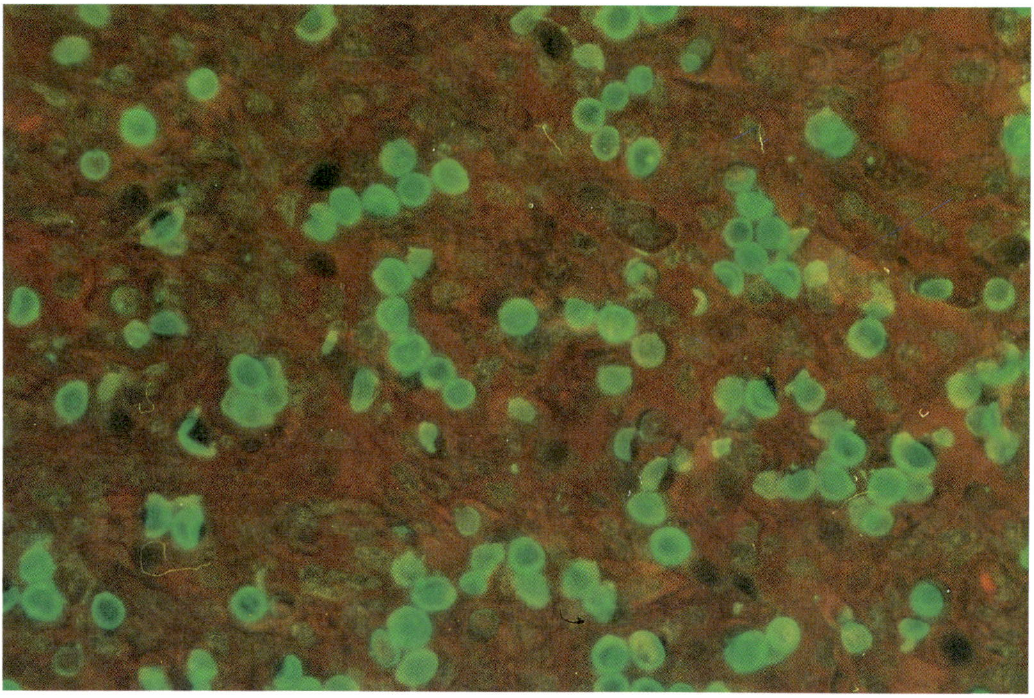

Fungiqual A und B

750×

LOBOMYKOSE

Loboa loboi, Subcutis

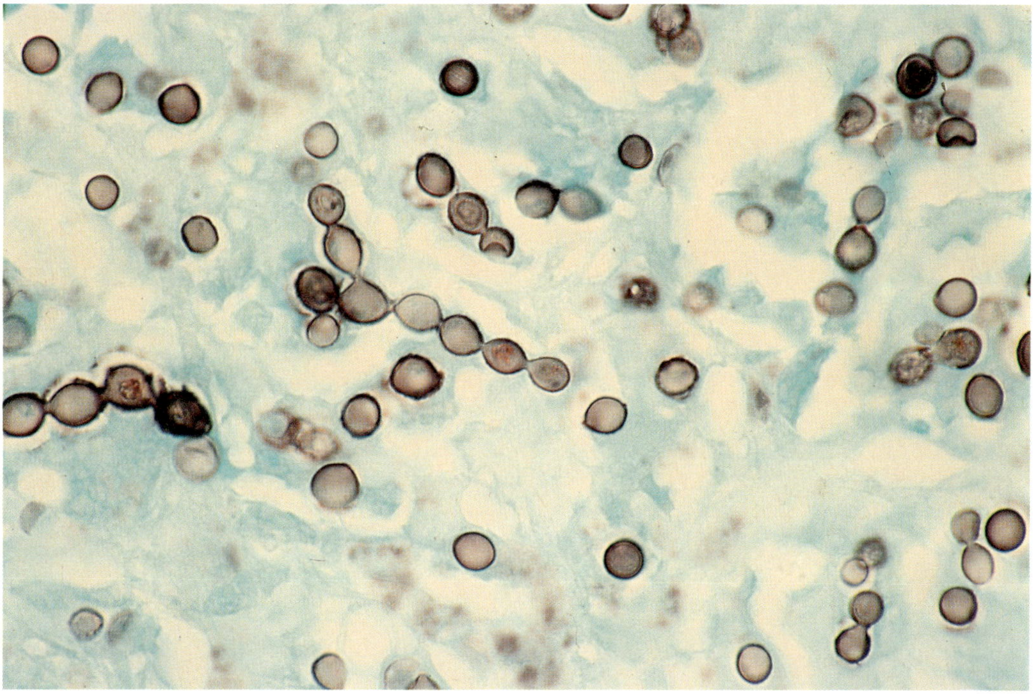

GMS-Färbung

750×

Myzetome

Myzetome

(Maduramykose)

Synonyme

Madura foot, Maduramycosis

Erreger

Als Erreger kommen zahlreiche Pilze und Bakterien (vor allem Aktinomyceten) in Betracht. Unter anderem wurden folgende Keime als Erreger nachgewiesen:

Pilze:	*Bakterien:*
Madurella mycetomi	Nocardia brasiliensis
Madurella grisea	Nocardia asteroides
Petriellidium boydii	Actinomyces israelii
Aspergillus-Arten	Actinomyces bovis
Cephalosporium-Arten	Escherichia coli
Fusarium-Arten	Proteus-Arten
u.a.	u.a.

Klinik und Pathologie

Das Myzetom ist eine langsam fortschreitende Infektion des subkutanen Gewebes; Muskeln und Knochen werden seltener oder erst nach langer Krankheitsdauer befallen. Es bilden sich fistelnde Abszesse und Knoten, die später zu unförmigen Wucherungen (Pseudotumoren) führen. Myzetome gehen auf Verletzung mit erregerkontaminierten Dornen zurück und kommen vorwiegend in den Tropen bei barfuß laufenden Personen vor. Die Bildung von Drusen verschiedener Größe und Gestalt ist ein Charakteristikum der Myzetome unterschiedlichster Aethiologie. Mitunter ist es notwendig, Schnittserien anzufertigen, um Drusen histologisch nachweisen zu können. Das voll entwickelte Myzetom ist eine chronische, granulomatöse Entzündung mit progredienter Gewebezerstörung; dazu finden sich Abszesse und kommunizierende Fisteln, auf der Haut auch tiefe Ulzerationen. Auf Druck entleert sich Eiter, der oft die Drusen der Erreger enthält.

Die Abgrenzung gegenüber chronischen Formen der Osteomyelitis kann schwierig sein.

Epidemiologie und Verbreitung

Obwohl Myzetome weltweit verbreitet sind, kommen sie häufiger nur in den Tropen und Subtropen vor. Die meisten Fälle werden aus Mexiko, Afrika (insbesondere dem Sudan) und Südostasien berichtet. Die Infektion erfolgt durch Verletzungen mit erregerkontaminierten Dornen. Eine Übertragung von Mensch zu Mensch ist offenbar ausgeschlossen.

Diagnostik

Pilz-Drusen färben sich gut mit Fungiqual, GMS, PAS und Gridley.

Bakterien-Drusen werden mit der Giemsa- oder Gram-Färbung nachgewiesen, sie sind färbbar mit GMS, fluoreszieren aber nicht mit Fungiqual. Der direkte Nachweis von Drusen im Pus sichert die Diagnose, die Identifikation des Erregers durch die Kultur setzt viel Erfahrung voraus. In histologischen Präparaten bereitet der Nachweis von Drusen keine Schwierigkeiten, der erfahrene Untersucher kann aus der Gestalt der Drusen und in Kenntnis der geographischen Herkunft des Materials den Erreger oft erkennen.

Madurella mycetomi, Druse in der Subcutis

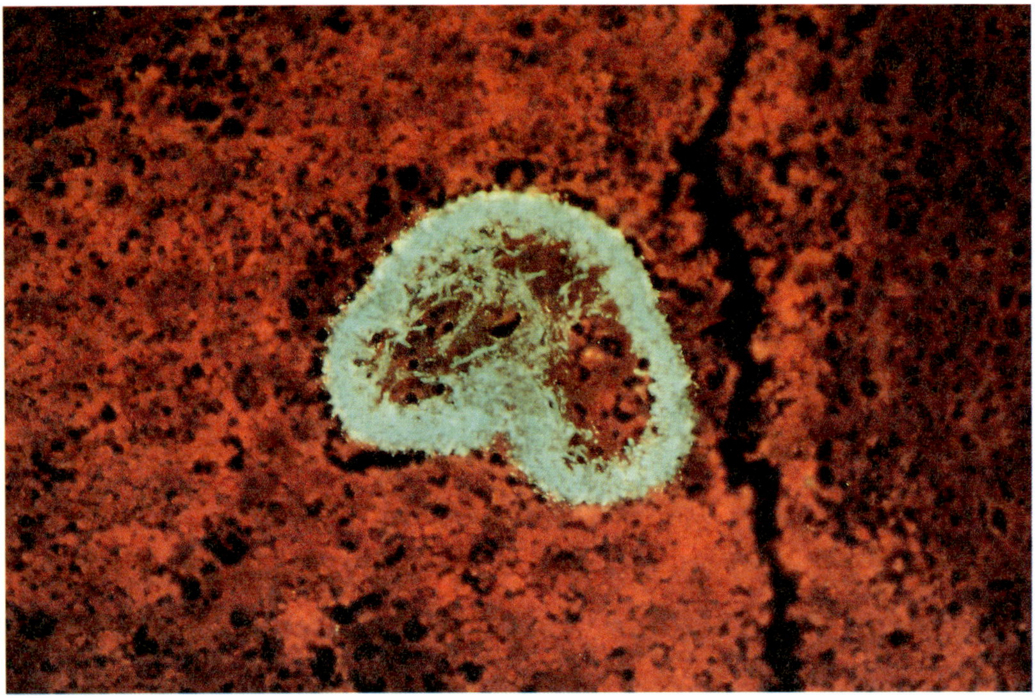

Fungiqual A und B

150×

MYZETOM

Madurella mycetomi, Druse in der Subcutis

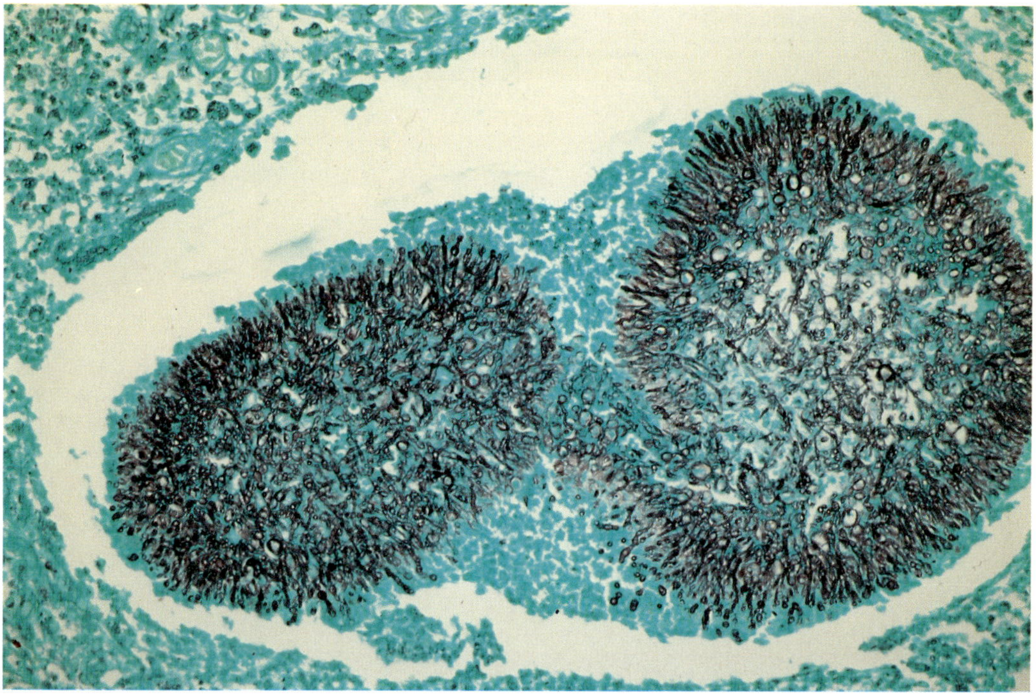

GMS-Färbung

150×

Actinomyces israelii, Leber

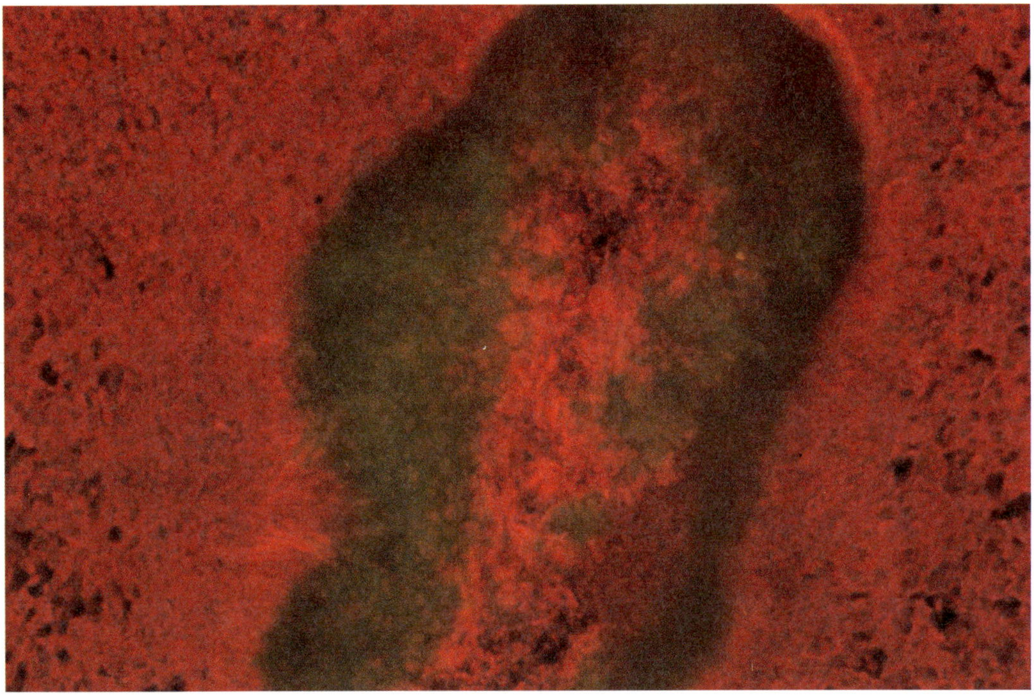

Fungiqual A und B
(keine Fluoreszenz!)

150×

Actinomyces israelii, Leber

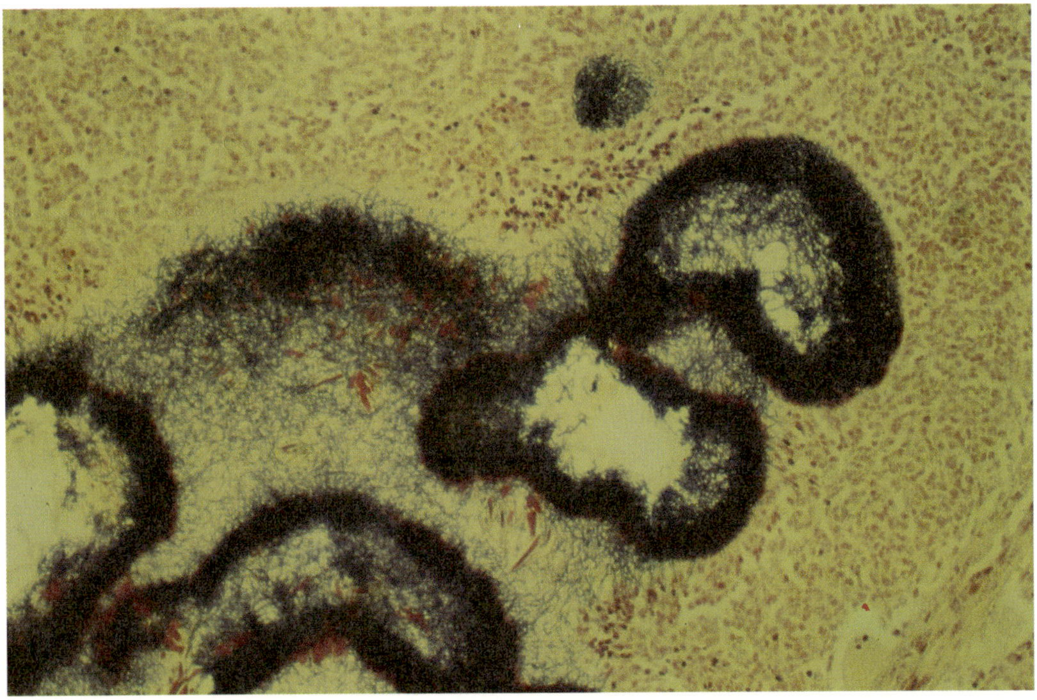

Gram-Färbung

150×

Paracoccidioidomykose

Paracoccidioido-mykose

Synonyme

Südamerikanische Blastomykose,
Lutz-Splendore-Almeida's Krankheit,
Paracoccidioidal Granuloma

Erreger

Paracoccidioides brasiliensis

Synonyme

Zymonema brasiliense,
Coccidioides brasiliensis u. a.

Klinik und Pathologie

Die Paracoccidioidomykose ist eine chronische Infektion, bei der primär die Lunge und/oder die Schleimhäute (oral, nasal, gastrointestinal) sowie die Haut befallen werden. Sekundär breitet sich die Erkrankung auch auf andere Organe aus, wobei die Nebennieren bevorzugt sind. Eine Lymphadenopathie ist häufig. Die disseminierten Formen sind meist letal.

Klinisch bilden sich Pusteln, die später ulzerieren. Histopathologisch sind entzündliche und granulomatöse Reaktionen typisch. Pilzzellen finden sich sowohl frei im Gewebe als auch in Riesenzellen; sie sind rund oder oval; ihre Größe schwankt zwischen 8 und 30 µm (selten mehr), sie vermehren sich durch Sprossung. Bei älteren Zellen (über 10 µm) ist eine für diese Pilzart charakteristische Bildung von »Steuerradformen« (ship's wheel) zu beobachten: Mehrere Tochterzellen haften mit einem kurzen, engen Hals an der Mutterzelle, so daß diese auffallenden Formen entstehen. Tochterzellen unterschiedlicher Größe lösen sich später von der Mutterzelle.

Morphologisch kann man P. brasiliensis trotz dünnerer Zellwand leicht mit Blastomyces dermatitidis verwechseln; sehr kleine Zellen ähneln Histoplasma capsulatum. Eine sichere histologische Diagnose ist nur möglich, wenn die multilaterale Sprossung (Steuerrad) eindeutig erkennbar ist. Bei chronischen Formen ist der Übergang zu saprophytischen Lebensformen an den einkernigen Zellen zu erkennen.

Epidemiologie und Verbreitung

Die Paracoccidioidomykose tritt vorwiegend in Süd- und Mittelamerika, jedoch nicht in Chile, Französisch- und Britisch-Guiana auf. Ein natürliches Reservoir von Paracoccidioides brasiliensis wurde bisher nicht gefunden. Die Übertragungswege sind unbekannt. Vermutlich erfolgt die Mehrzahl der Infektionen aerogen. Die häufigen Läsionen im Bereich der Mundhöhle lassen auch an orale Infektionsmöglichkeiten denken.

Diagnostik

Der Nachweis des Erregers gelingt mittels Fungiqual- oder GMS-Färbung im Nativpräparat aus Eiter, Sputum oder anderen Exsudaten, in Lymphknotenpunktaten und in histologischen Präparaten. Die PAS- und die Gridley-Färbung sind weniger gut geeignet. Wegen der bestehenden Verwechslungsmöglichkeiten ist eine Identifizierung des Erregers durch die Kultur unverzichtbar, zumal spezifisch markierte Antikörper kommerziell noch nicht erhältlich sind. Die Anzucht gelingt auf den üblichen Pilznährböden, die Hefephase kann auf Herz-Hirn-Infusionsagar bei 37 °C kultiviert werden. Die Kulturen müssen mehrere Wochen bebrütet werden.

Eine etwaige Durchführung serologischer Nachweise setzt die Selbstherstellung entsprechender Antigene und Testseren voraus.

PARACOCCIDIOIDOMYKOSE

Paracoccidioides brasiliensis (Steuerradform), Lunge

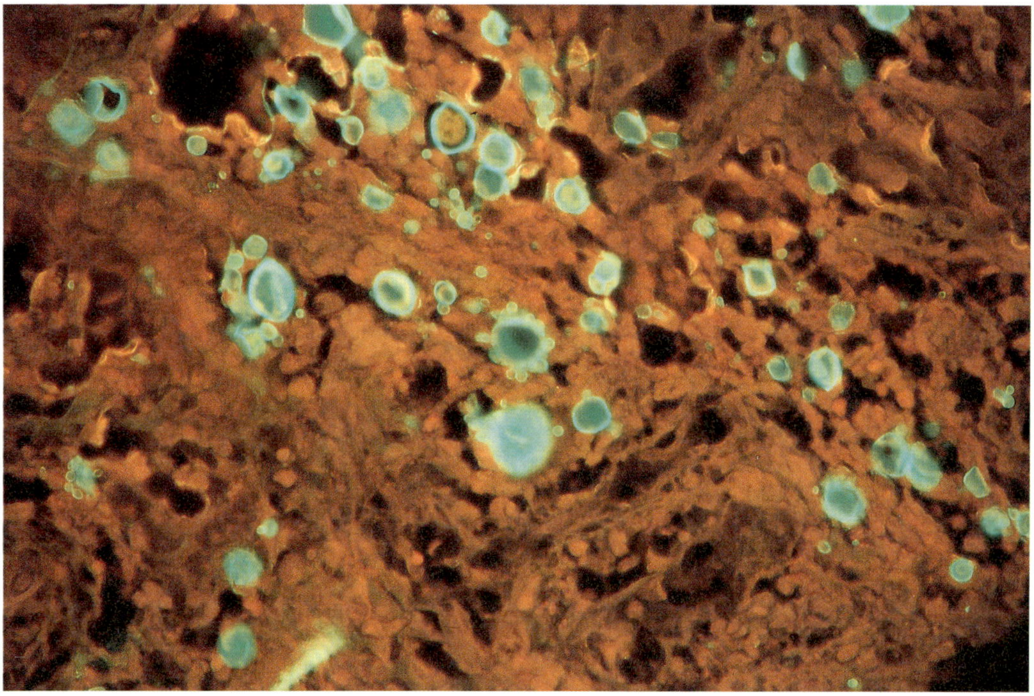

Fungiqual A und B

350×

Paracoccidioides brasiliensis (Steuerradform), Lunge

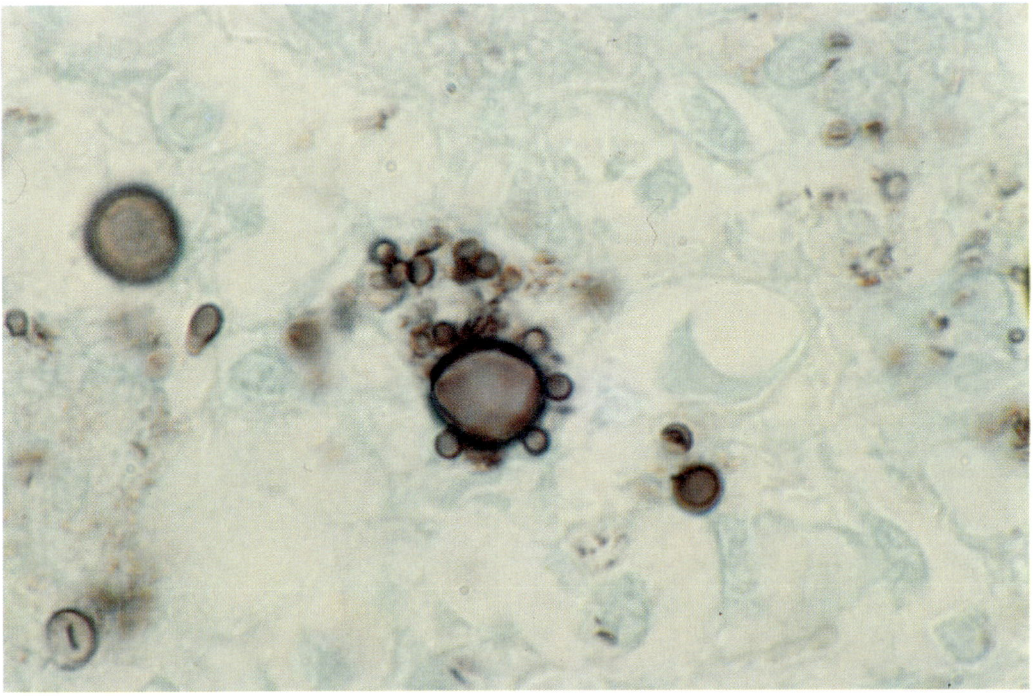

GMS-Färbung

700×

Pneumocystose

Pneumocystose

Synonyme

Interstitial-Plasma-Cell Pneumonia
Pneumocystis Pneumonia

Erreger

Pneumocystis carinii (Protozoon)

Klinik und Pathologie

Die Pneumocystose war eine relativ seltene Lungeninfektion, die bis vor kurzem fast ausnahmslos bei abwehrgeschwächten Patienten, insbesondere Frühgeborenen, vorkam. Im Gefolge von HIV-Infektionen hat sich diese Form der Pneumonie sehr verbreitet und ist heute die wichtigste opportunistische Infektion bei Patienten mit AIDS.

Die Infektion verläuft akut oder subakut und ist meist letal. Klinisch kommt es zu progressiver Kurzatmigkeit, Husten und Zyanose, Fieber kann fehlen. Die Krankheit progrediert von subakuten Formen bis zur völligen Lungeninsuffizienz. Post mortem sind die Lungen schwer, luftarm mit verdickten Alveolarsepten und schaumigen Verklumpungen, in denen Massen des Parasiten liegen.

Patienten mit chronischem Husten und eventuell anderen Verdachtsmomenten (HIV-positiv) müssen auf P. carinii untersucht werden.

Der Nachweis des Erregers gelingt in Bronchialsekret, Lavageflüssigkeit oder bioptisch gewonnenen Proben; eine Verwechslung mit Pilzen unterläuft dem Ungeübten sehr leicht.

Epidemiologie

Die Verbreitung von P. carinii ist weltweit. Natürliche Wirte werden in Tieren vermutet, jedoch ist die Epidemiologie bis heute unbekannt. Die Übertragung erfolgt wahrscheinlich durch Mensch-zu-Mensch-Kontakte und über kontaminierte Gegenstände und Flächen.

Diagnostik

Zum Erregernachweis muß Bronchiallavage und nicht Sputum untersucht werden. (Abzentrifugieren 5 Min. bei 3000 U/Min. und Bodensatz ausstreichen. Nach Lufttrocknung mit Giemsa oder GMS färben.)

P. carinii färbt sich gut mit GMS, sehr schwach mit PAS und nicht mit Fungiqual. Die Tatsache, daß sich P. carinii mit GMS wie ein Pilz, dagegen nicht mit Fungiqual färbt, ist diagnostisch ein wichtiges Hilfsmittel. Eine Kultivierung ist nicht möglich, und serologische Methoden sind noch nicht entwickelt worden.

Für AIDS-Patienten hat die rechtzeitige Erkennung einer Pneumocystose allergrößte Bedeutung.

Pneumocystis carinii, Lunge

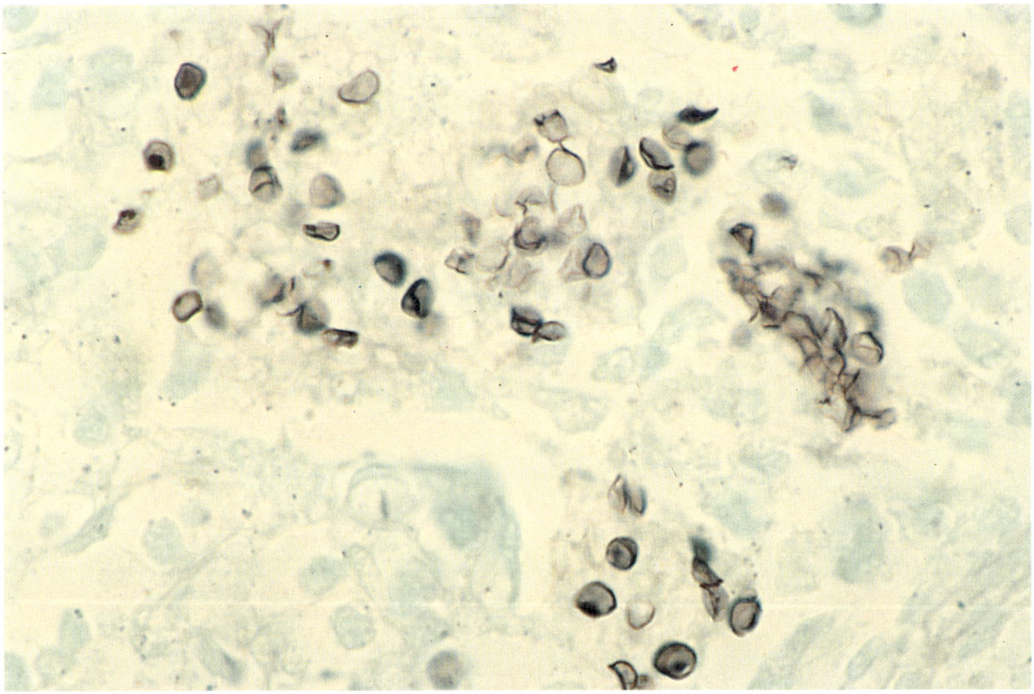

GMS-Färbung

1000×

PNEUMOCYSTOSE

Pneumocystis carinii, Lunge

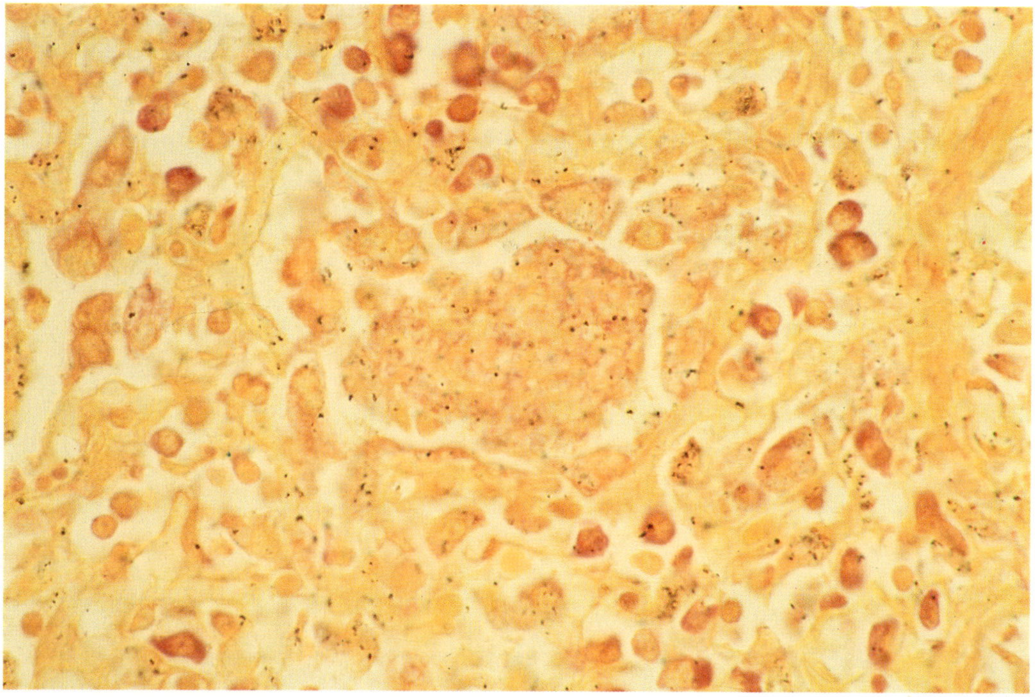

Gram-Färbung

1000×

Protothekose

Protothekose

Erreger

Prototheca wickerhamii (chlorophyllose Alge) und andere Arten dieser Gruppe

Klinik und Pathologie

Chlorophyllose Algen können als Erreger von Erkrankungen auftreten, die klinisch von Mykosen nicht abzutrennen sind.

Es entstehen Krankheitsbilder, die der Candidose, aber auch der Chromomykose und anderen verrukösen Hautläsionen ähneln, selten wird über Organinfektionen berichtet.

Die Erreger stellen sich histologisch und kulturell wie Pilze dar. Die Gewebereaktionen auf diese Organismen sind auffallend leicht, die Algen finden sich einzeln oder in kleinen Gruppen und sind meist von nekrotischem Gewebe umgeben.

Im Gegensatz zu Candida und anderen Pilzinfektionen finden sich nie Hyphen. Ältere Prototheca-Zellen sind oft ziemlich regelmäßig gekammert, sie zerfallen später in einzelne Zellen, die heranwachsen und sich ebenso vermehren.

Epidemiologie und Verbreitung

Prototheca-Arten sind weltweit in der Natur verbreitet; sie finden sich sowohl im Wasser als auch auf verfaulenden Früchten, in Kläranlagen und im Boden. Als Krankheitserreger sind sie auch bei Tieren bekannt (Mastitis der Rinder); für den Menschen sind sie als Opportunisten anzusehen.

Diagnostik

Prototheca-Arten sind sowohl im Nativpräparat als auch in der Histologie wie Pilze darstellbar; allerdings gibt die besondere Kammerung und die Abwesenheit von Hyphen einen Hinweis auf diese Erreger. Diese Algen färben sich mit Fungiqual, GMS, PAS und Gridley an.

Die Anzüchtung auf künstlichen Nährböden gelingt ohne Schwierigkeiten. Serologische Methoden sind bis jetzt nicht entwickelt worden.

Prototheca wickerhamii, Subcutis

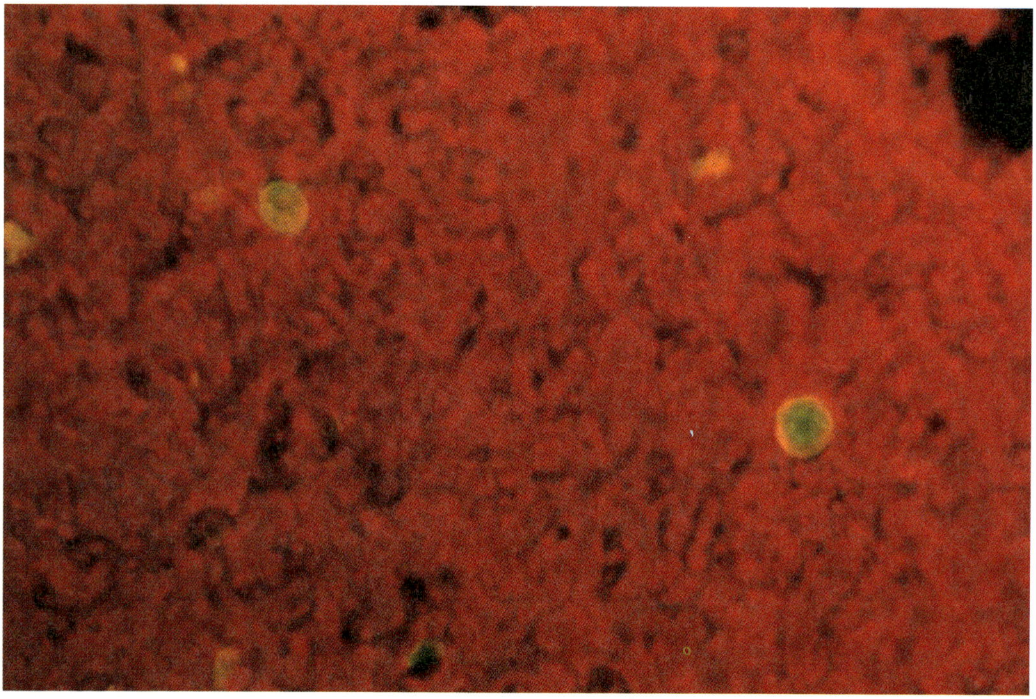

Fungiqual A und B

700×

PROTOTHEKOSE

Prototheca wickerhamii, Subcutis

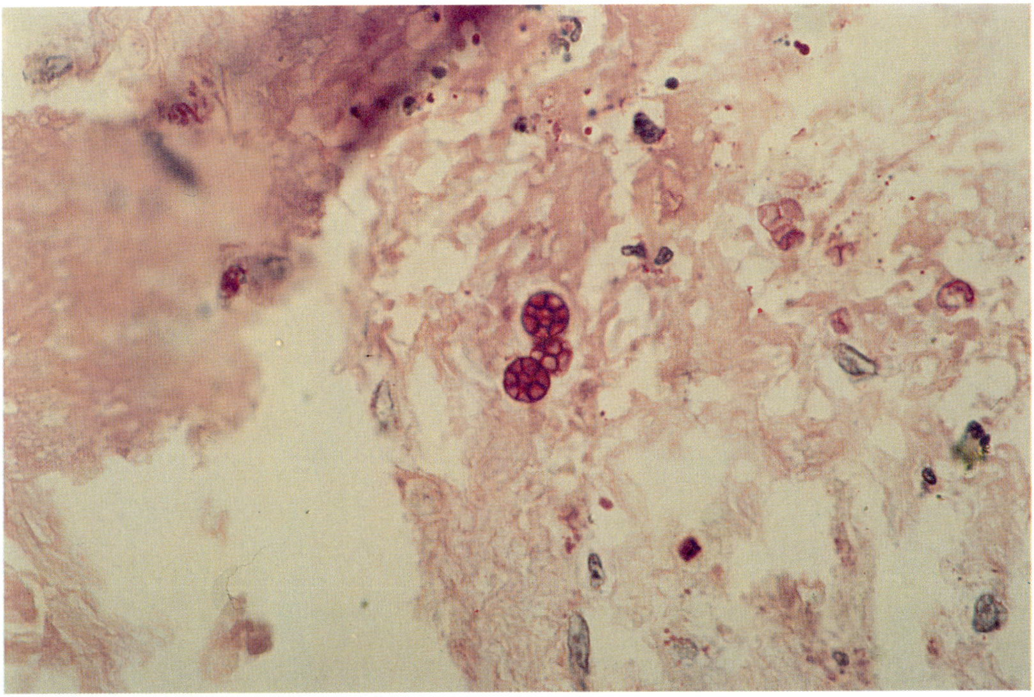

PAS-Färbung

700×

Rhinosporidiose

Rhinosporidiose

Erreger

Rhinosporidium seeberi

Synonyme

Coccidium seeberi

Klinik und Pathologie

Die Rhinosporidiose ist eine chronische, granulomatöse Erkrankung der Schleimhäute des Respirationstraktes, bei der sich später polypöse Wucherungen bilden. Ähnliche Läsionen findet man gelegentlich auch im Larynx, am Penis und im Vaginalbereich sowie im Rectum. Bei etwa einem Viertel der Patienten kommen auch Läsionen im Augenbereich vor. Sekundäre Hautläsionen werden nur selten beschrieben.

Das histologische Bild wird von Sporen und Sporangien (Sphaerulen) unterschiedlichster Größe beherrscht, reife Sphaerulen enthalten bis zu 30000 Sporen. Die Sphaerulen platzen auf und entlassen die Sporen in das umliegende Gewebe. Offenbar kann sich die Sphaerule dabei umstülpen, so daß ihr Inneres nach außen zu liegen kommt. Einige dieser Sporen entwickeln sich zu neuen Sphaerulen. Die Sphaerulen von Rhinosporidium seeberei erreichen eine Größe von 100–200 µm, d.h., sie sind vielfach größer als Sporangien anderer Erreger, und sie haben eine dicke Wand. R. seeberi ist bisher nur in der Gewebeform bekannt und läßt sich nicht systematisch zuordnen.

Epidemiologie und Verbreitung

Die Rhinosporidiose ist eine Verletzungsmykose und hat ihr Hauptvorkommen in Indien und Sri Lanka, kommt aber auch in anderen Teilen der Welt vor. Emmons und Mitarbeiter vermuten, daß es sich um einen aquatischen Pilz handelt. Das Leben am Fluß und häufiges Baden könnten eine Bedeutung für die Infektion haben.

Diagnostik

Da der Erreger nicht kultivierbar ist, muß sich die Diagnose auf den Nachweis im Gewebe stützen. R. seeberi ist mit Fungiqual, GMS, PAS, Gridley und auch in der H/E Färbung leicht erkennbar. Differentialdiagnostisch müssen Warzen, Kondylome- und Hämorrhoiden ausgeschlossen werden.

Rhinosporidium seeberi, Nasenpolyp

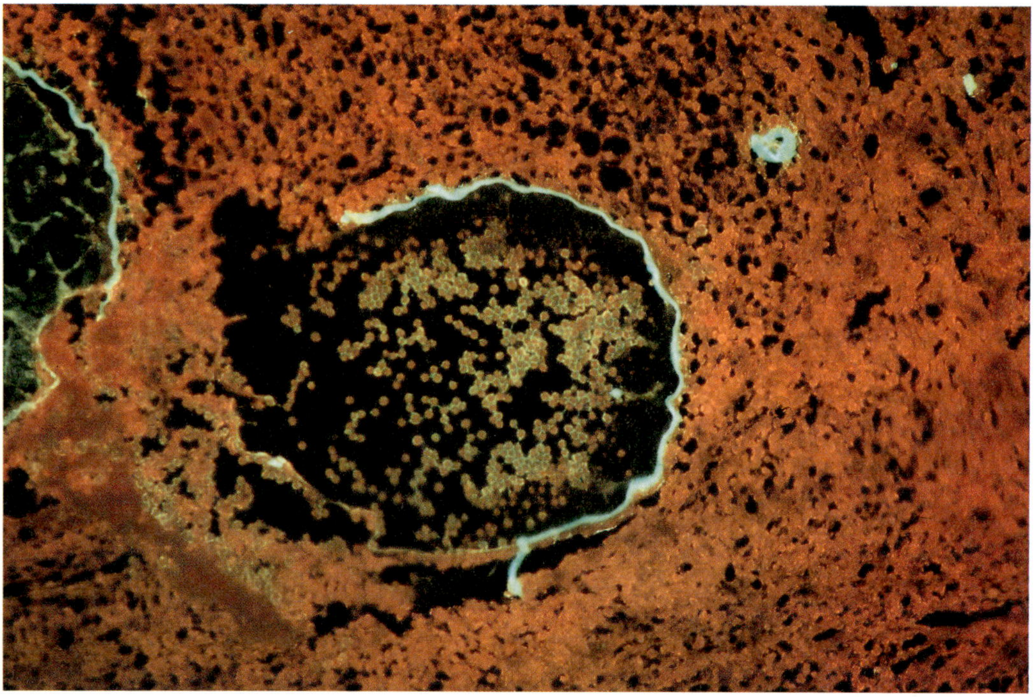

Fungiqual A und B

300×

Rhinosporidium seeberi, Nasenpolyp

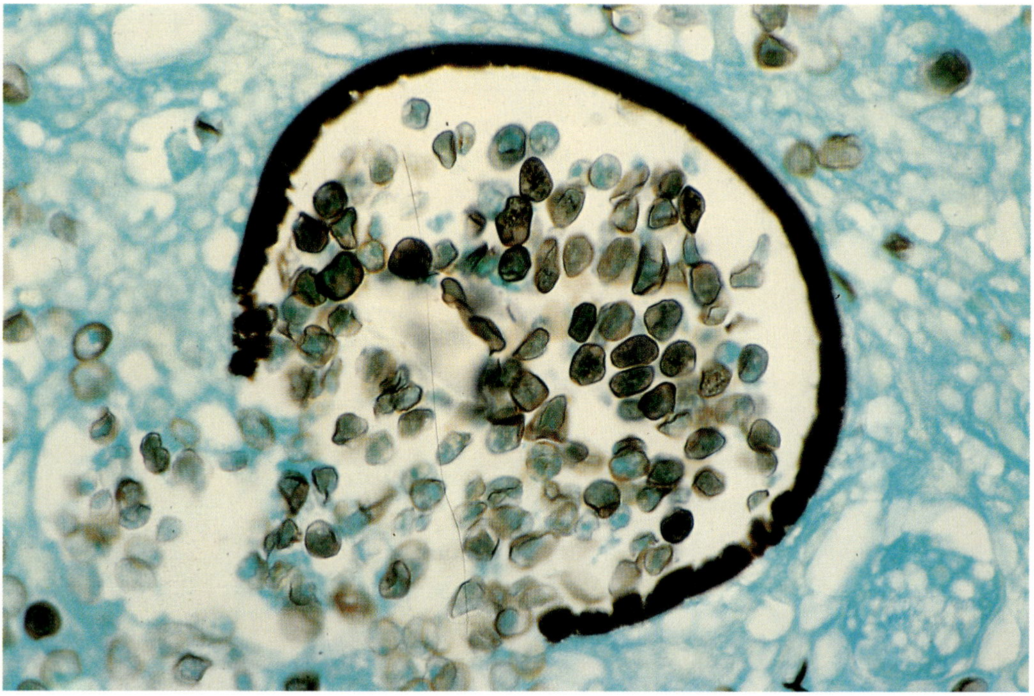

GMS-Färbung

750×

Seltene Mykosen

Seltene Mykosen

durch
verschiedene
Erreger

Neben den bekannten Mykosen durch bestimmte Erreger oder Erregergruppen finden sich in der Literatur Kasuistiken, in denen sehr unterschiedliche Pilze als Erreger von Mykosen beschrieben worden sind.

Neben Einzelfällen, die wir hier nicht berücksichtigen, gibt es einige Pilze, über die immer wieder berichtet wird. Dazu gehören z. B. Trichosporon- und Geotrichum-Arten.

Allen ist gemeinsam, daß sie in der Umgebung des Menschen relativ oft vorkommen und offenbar nur unter bestimmten Umständen dessen Abwehrschranken durchbrechen können. Es ist nicht auszuschließen, daß dies bevorzugt als Folge anderer Infektionen (z. B. HIV) geschieht. Trichosporon- und Geotrichum-Arten kommen regelmäßig im Stuhl des Menschen vor, sie werden auch oft von der Haut isoliert, ohne an irgendwelchen Infektionen beteiligt zu sein. In einigen wenigen Fällen konnten Vertreter dieser Gattungen als Erreger von Organmykosen nachgewiesen werden.

Als weiteres Beispiel sei Drechslera genannt, ein Pilz, der normalerweise nur als Verunreiniger von Pilzkulturen auftritt, in einigen Fällen aber Organmykosen verursacht hat. Gelegentlich muß aber mit solchen Pilzen als Krankheitserreger gerechnet werden, die weder in einschlägigen Lehrbüchern noch in Monographien erfaßt sind. Pilze zeigen eine riesige Vielfalt sowohl hinsichtlich ihrer Morphologie als auch hinsichtlich ihrer biologischen Eigenschaften und Fähigkeiten, die verschiedensten Substrate abzubauen. Der Nachweis von Pilzen in einem histologischen Präparat oder in anderem Untersuchungsmaterial, bei dem eine Kontamination allerdings ausgeschlossen werden muß, ist immer ernst zu nehmen. Man sollte sich in allen Fällen, die nicht eindeutig zugeordnet werden können, an ein Speziallabor wenden, um den Erreger identifizieren zu lassen (Einsendung einer Kultur und eines histologischen Präparates).

Für die Therapie ist zunächst der Nachweis wichtig, daß eine Mykose zweifelsfrei vorliegt, die exakte Bestimmung der Artzugehörigkeit des Erregers hat dafür meist geringere Bedeutung.

Trichosporon cutaneum, Milz

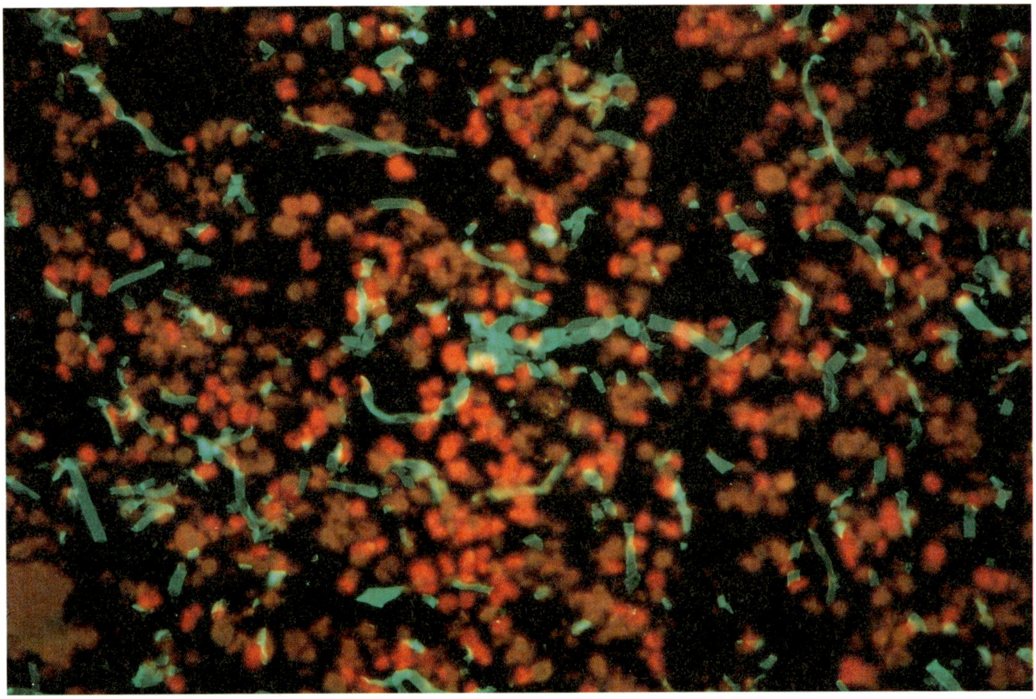

Fungiqual A und B

350×

Trichosporon cutaneum, Milz

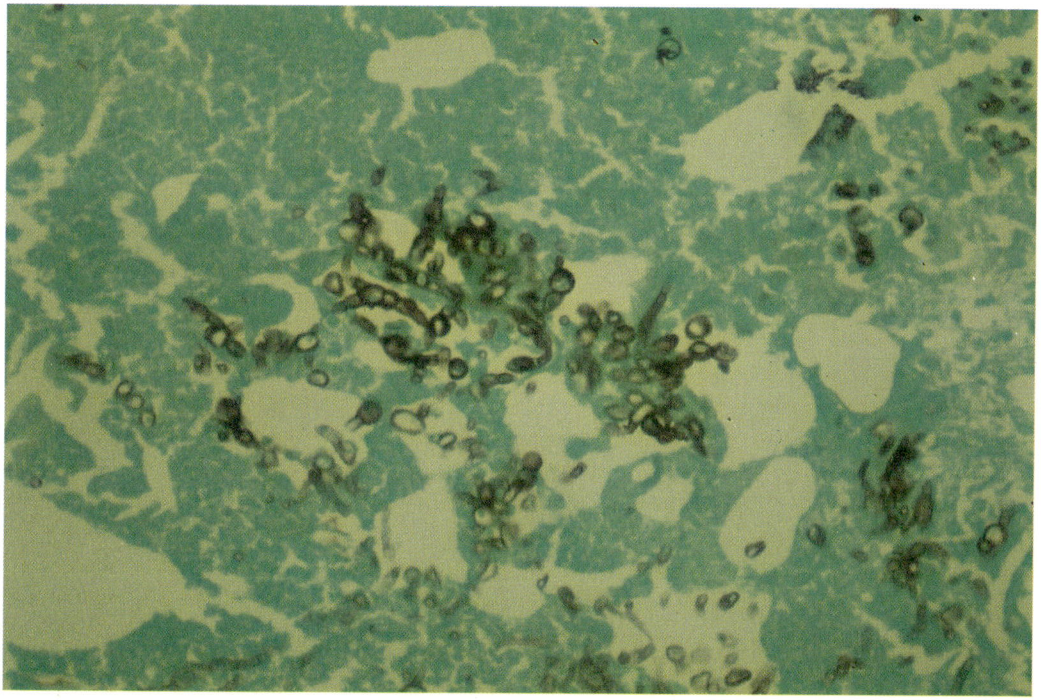

GMS-Färbung

350×

Geotrichum spec., Milz

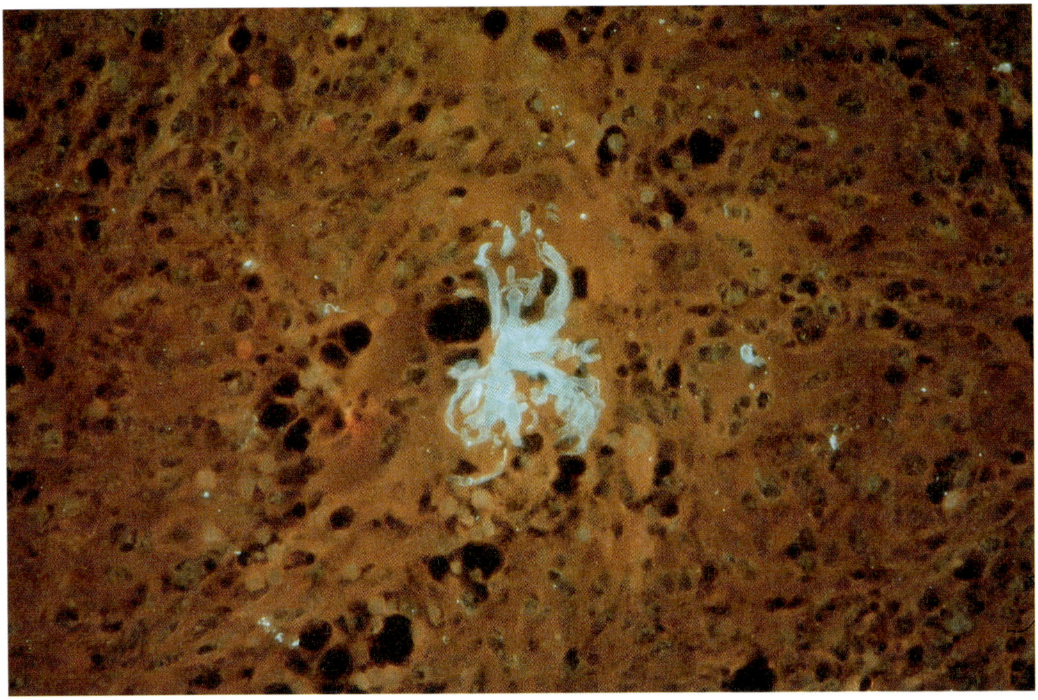

Fungiqual A und B

500×

Geotrichum spec., Lunge

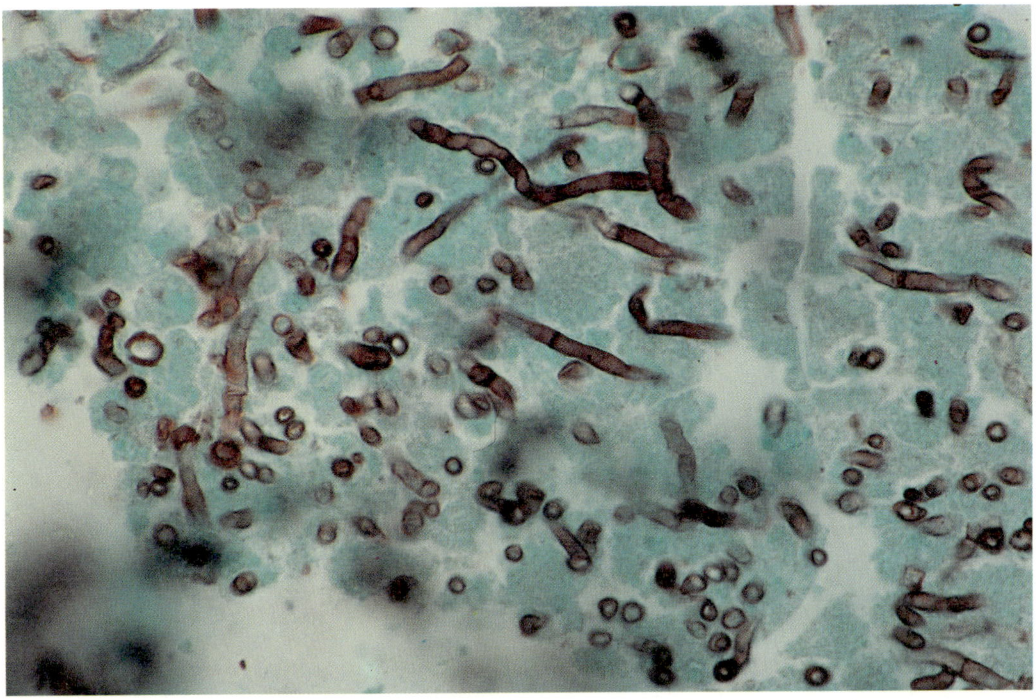

GMS-Färbung

700×

Drechslera spec., Subcutis

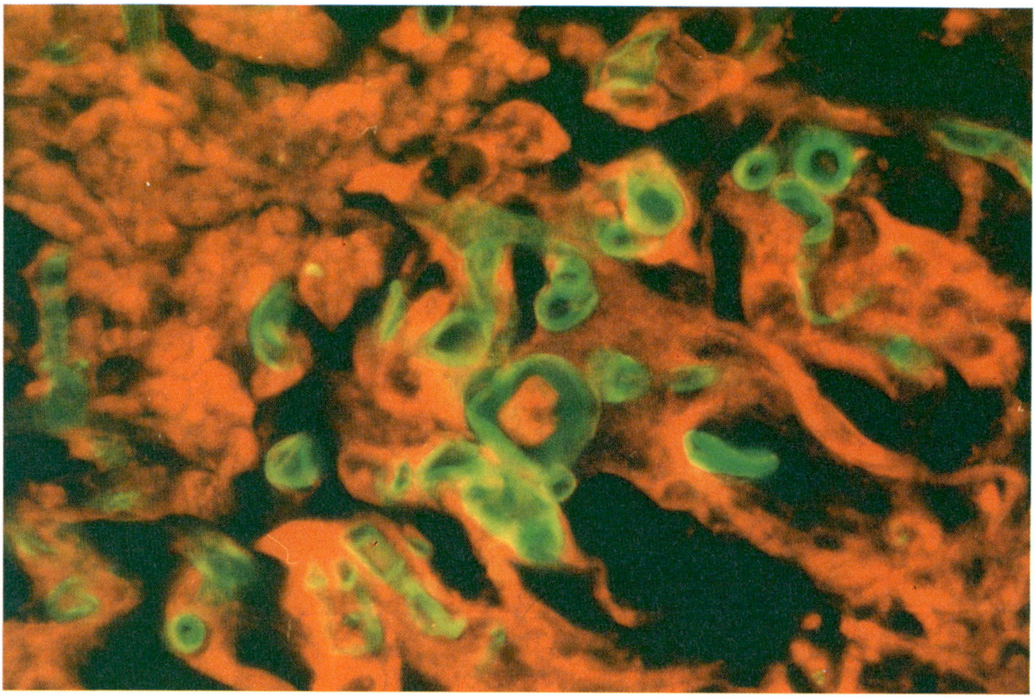

Fungiqual A und B

750×

Drechslera spec., Subcutis

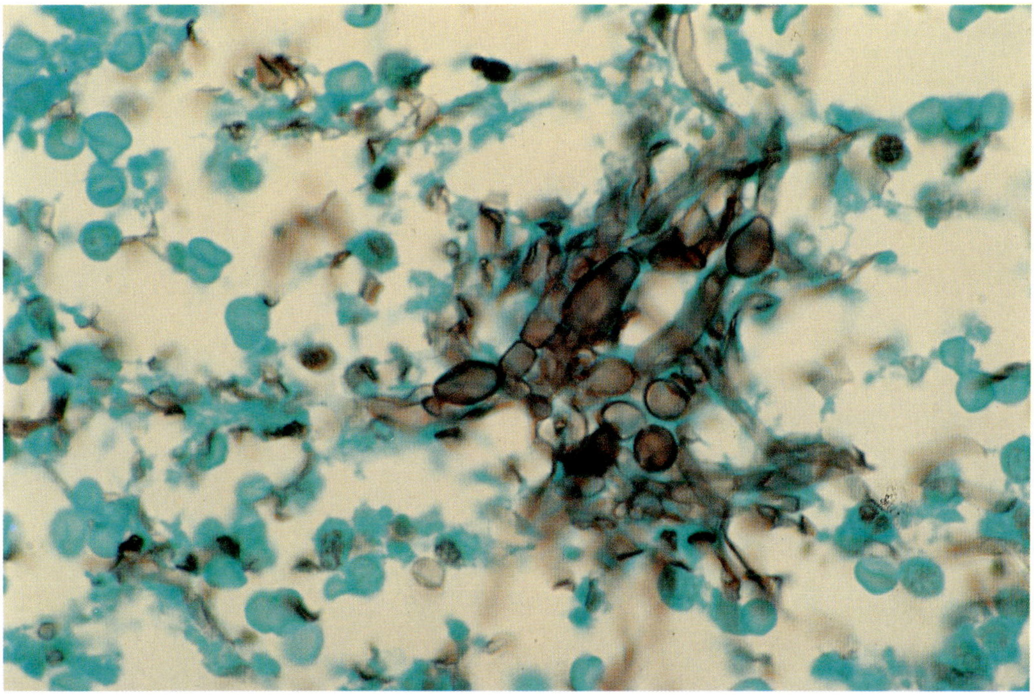

GMS-Färbung

750×

Sporotrichose

Sporotrichose

Erreger

Sporothrix schenkii
Sporothrix schenckii var. luriei

Synonyme

Sporotrichum schenckii,
Sporotrichum asteroides u. a.

Klinik und Pathologie

Die Sporotrichose ist eine chronische, subkutane, granulomatöse Mykose der Haut und der Lymphwege. Die generalisierte Sporotrichose ist sehr selten, befallen sind Lungen, Knochen und andere Organe.

Die Erreger gelangen durch Verletzungen in die Haut. Es entwickeln sich Pusteln oder Abszesse. Die Infektion erreicht frühzeitig die Lymphwege, in denen sich multiple Knoten und Abszesse bilden.

Histologisch sind chronisch entzündliche Prozesse, besonders atypische Formen der Tuberkulose und der Lues, differentialdiagnostisch auszuschließen. Die Gewebsreaktionen der Sporotrichose entsprechen oft denen der Tuberkulose.

Die Morphologie des Pilzes im Gewebe ist sehr unterschiedlich, neben Hyphen finden sich auch charakteristische zigarrenförmige Zellen, die 1–2 µm breit und 4–5 µm lang sind. Sie liegen einzeln oder in Haufen und vermehren sich durch Sprossung. Weniger häufig sind runde Sproßzellen von 2–3 µm Durchmesser. Wenn die »zigarrenförmigen Zellen« nicht vorhanden sind, besteht die Gefahr der Verwechslung mit Histoplasma capsulatum.

Die »zigarrenförmigen Zellen« liegen sowohl intra- als auch extrazellulär, sie sind häufig in Nekrosen. Splendore (1908) hat in Brasilien bei einer Sporotrichose erstmalig die Bildung des »asteroid body« erwähnt: eine dickwandige, 5–10 µm große Pilzzelle wird von einem homogenen eosinophilen Material umgeben, das einen Strahlenkranz (»asteroid halo«) bildet.

Dieser »asteroid halo« ist schwach PAS-positiv und färbt sich nicht mit GMS und Gridley.

Nach heutiger Definition ist ein »asteroid body« eine delikate, plasmatische, azidophile Struktur, die eine Pilzzelle im Gewebe umgibt und strahlenförmig ausstrahlt. Es handelt sich wahrscheinlich um das Ergebnis einer Immunreaktion.

Epidemiologie und Verbreitung

Die Sporotrichose ist weltweit und in allen Klimazonen verbreitet.

Die Infektionen gehen offenbar ausschließlich auf Verletzungen zurück, wahrscheinlich spielen dabei vom Pilz befallene Sträucher und auch Bauholz eine Rolle. Kleinere Epidemien hat es in Kohlebergwerken, ausgehend von Holzverbauungen, gegeben.

Infektionen von Mensch zu Mensch sind nicht beobachtet worden.

Diagnostik

In Ausstrichen von Punktaten oder histologischen Präparaten erfolgt der mikroskopische Nachweis mit Fungiqual-, GMS- oder Gramfärbung; PAS- und Gridley-Färbung ergeben weniger gute Resultate. Die Anzüchtung der Erreger auf den üblichen Nährböden bereitet keine Schwierigkeiten, die Kulturen müssen mindestens drei Wochen bebrütet werden.

Serologische Nachweismethoden sind noch nicht praxisreif.

Sporothrix schenkii, Subcutis

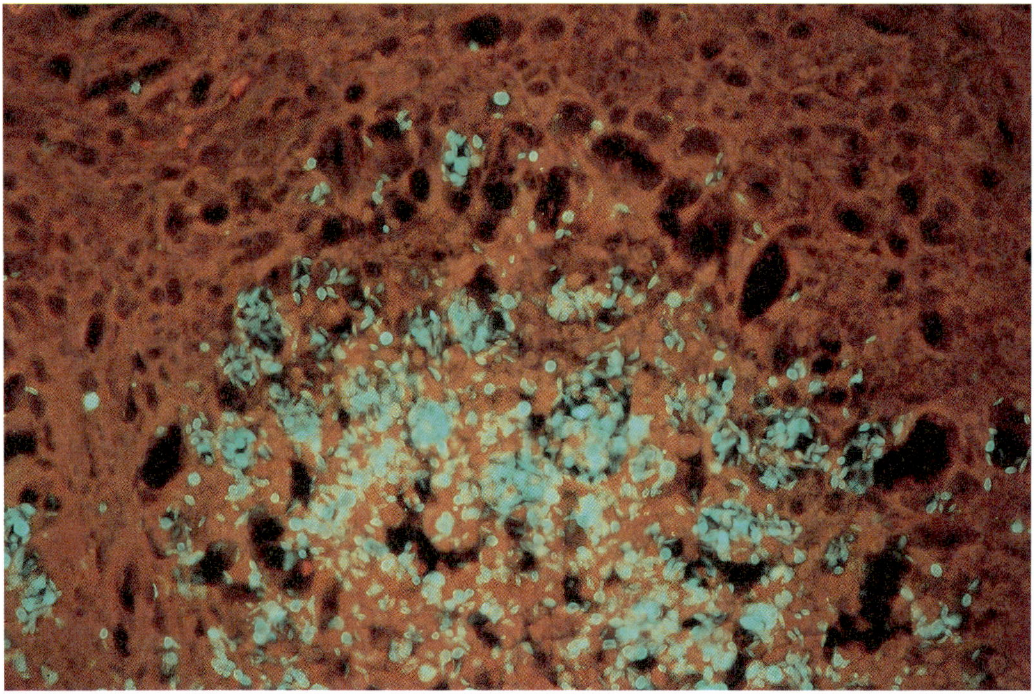

Fungiqual A und B

350×

SPOROTRICHOSE

Sporothrix schenkii, Subcutis

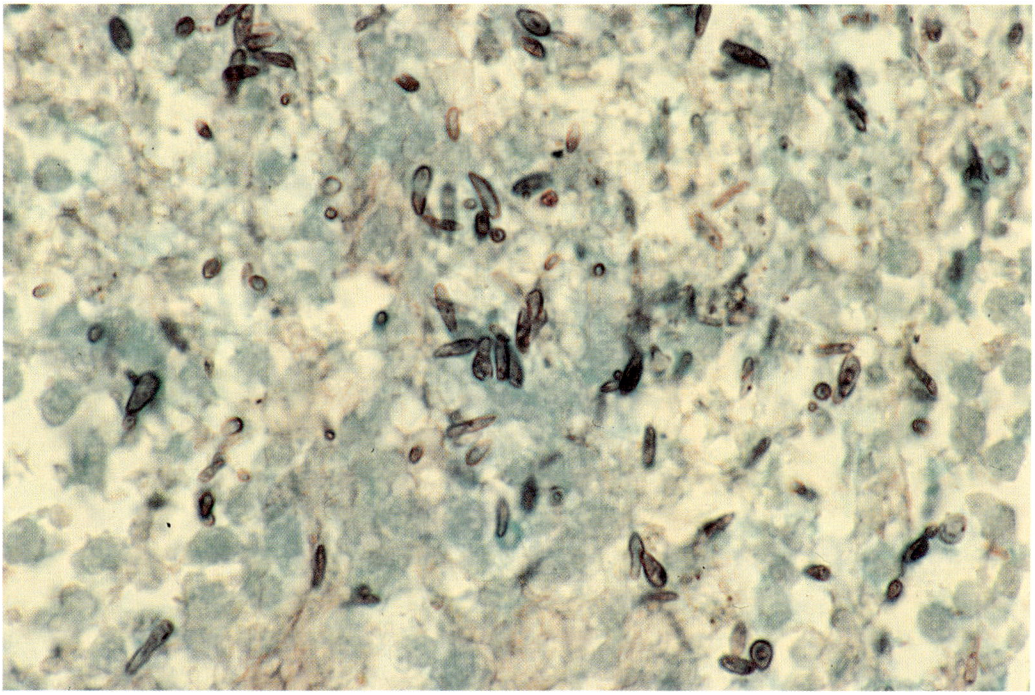

GMS-Färbung

1200×

Zygomykosen

Zygomykosen

Synonyme

Phykomykosen, Mucormykosen

Erreger

Zygomyzeten der Gattungen Mucor, Rhizopus, Absidia, Basidiobolus u. a. Nach dem alten Namen der niederen Pilze (»Phykomyzeten«) wurden diese Mykosen zusammenfassend auch als Phykomykosen bezeichnet.

Klinik und Pathologie

Die Zygomykosen sind sekundäre Mykosen, die sich klinisch von der Aspergillose und ähnlichen Krankheiten kaum unterscheiden lassen. Als Besonderheit kommt es bei diesen Mykosen zu einer starken intravasalen Ausbreitung der Erreger, wo sie Thrombosen und Nekrosen verursachen.

Bei der craniofacialen Form werden zunächst die Nebenhöhlen befallen; von hier aus breiten sich die Erreger aus, wobei es zu Knochen-Perforationen kommen kann, auch Hirnabszesse wurden beschrieben. Ein unbehandelter Diabetes mellitus gilt als prädisponierend.

Gastrointenstinale und pulmonäre Formen oder Infektionen anderer Organe scheinen selten vorzukommen.

Histopathologisch wird das Bild von nekrotischem Gewebe und reichlich vorhandenen Pilzhyphen geprägt. Die Hyphen sind dünnwandig, auffallend breit (3–15 µm) und meist unseptiert; nach der Fixierung erscheinen sie oft hohl, etwa alten Baumstämmen ähnelnd. Verzweigungen sind häufig und sehr unregelmäßig gestaltet. Diese Merkmale unterscheiden sie von den echten Hyphen anderer Pilze.

Zygomykosen sind auch bei verschiedenen Tierarten bekannt, z.B. verursachen sie Aborte bei Befall der Plazenta. Vögel, besonders in Gefangenschaft gehaltene Exoten, erkranken oft an Lungen-Zygomykosen.

Epidemiologie und Verbreitung

Zygomyceten sind weltweit verbreitet und ubiquitär auf allen verderbenden organischen Substraten. Infektionen des Menschen dürften sowohl durch Anflug-Sporen als auch infolge von Verletzungen zustande kommen; es dürfte normalerweise aber Hilfsursachen bedürfen, um diesen Pilzen das Überwinden der menschlichen Abwehrmechanismen zu ermöglichen.

Diagnostik

Der direkte Nachweis des Erregers im Sputum und anderen Exsudaten gelingt selten; in der Histologie bewähren sich Fungiqual- und GMS-Färbung sehr gut, PAS- und Gridley-Färbung sind weniger geeignet. Die Inkubation von Untersuchungsmaterial auf den üblichen Nährböden erfolgt bei Zimmertemperatur und bei 37 °C, der kulturelle Nachweis allein ist nur bei steriler Entnahme von Punktionsmaterial verwendbar. Zygomyceten sind häufige Kontaminanten auf mikrobiologischen Nährböden. Sichere serologische Methoden stehen nicht zur Verfügung.

Mucor spec. Haut

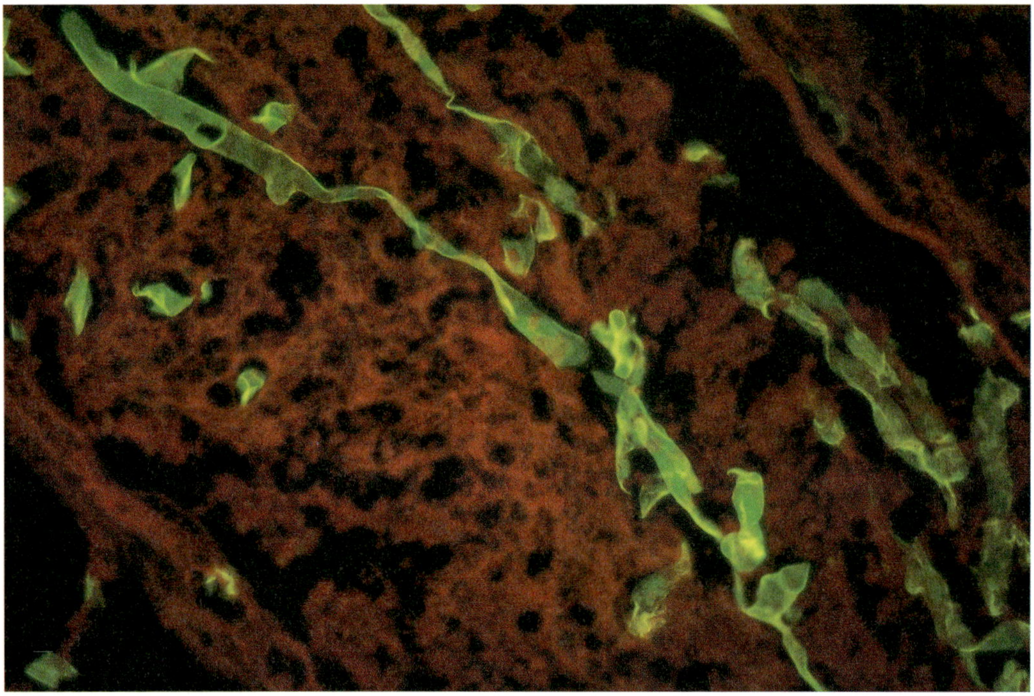

Fungiqual A und B

350×

Mucor spec. Haut

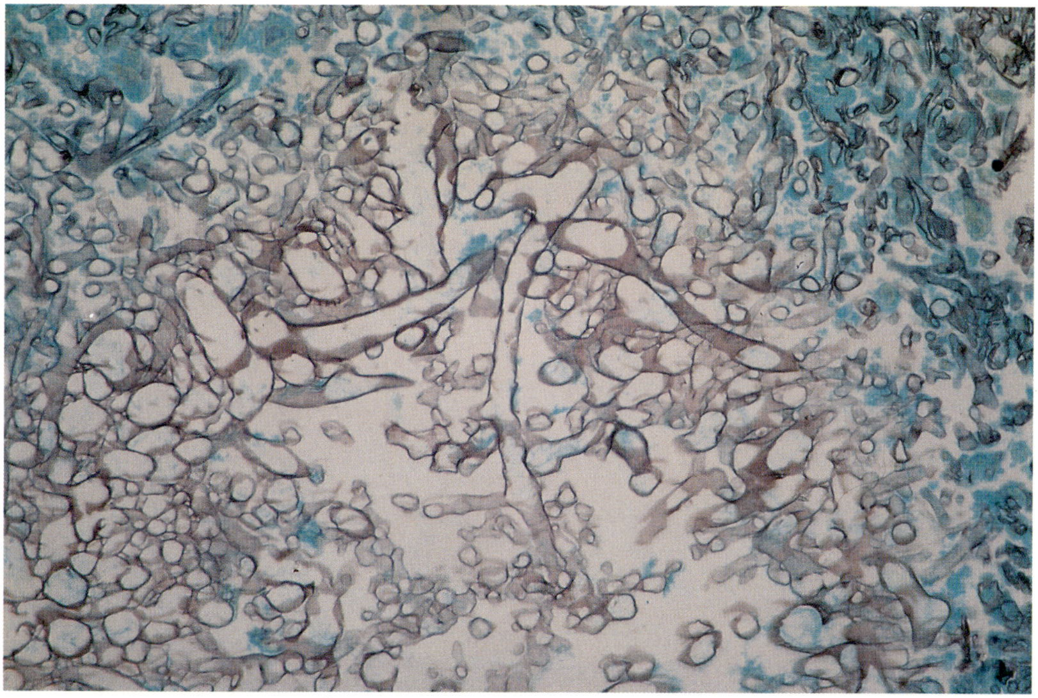

GMS-Färbung

350×

Fungiqual*-Färbung

1. *Histologisches Material*
   Fixation: Formaldehyd 10%
   Schnitte: 8–12 µm
- Entparaffinierte Schnitte in Wasser überführen
- Präparat mit Fungiqual A überschichten, 3–5 Min. (oder länger) in feuchter Kammer inkubieren.
- mit PBS kurz abspülen.
- Gegenfärbung und Hintergrund-Fluoreszenzverminderung mit Fungiqual B für 20–30 Sek. mit PBS abspülen.
- Mit PBS als Medium Deckglas auflegen und überschüssige Flüssigkeit zwischen Filterpapier abpressen
- Evtl. mit Deckglaslack umranden
- Bei Blauanregung (Auflicht, opt. Anregung 350 µm; opt. Fluoreszenz 450 µm) im Fluoreszenzmikroskop auswerten.
  Die Präparate sind jahrelang (bis zu vier Jahre nachgewiesen) ohne Nachlassen der Fluoreszenz haltbar, auch in eingetrocknetem Zustand.
  Die Fungiqual-A-Färbung kann auch mit anderen Färbungen, am besten der H/E-Färbung kombiniert werden:
- Gefärbtes Präparat ca. 3–5 Min. mit Fungiqual inkubieren.
- Mit PBS waschen
- Mit fluoreszenzfreiem Medium einbetten.

2. *Hautpartikel, Nagelteile und Haare*
- Material wie üblich auf einem Objektträger für einige Zeit (je nach Beschaffenheit des Materials 10 Min. bis mehrere Stunden, evtl. über Nacht) mit 10–15%iger Kalilauge mazerieren. Objektträger dazu in einer feuchten Kammer aufbewahren.
- Einen Tropfen Fungiqual A zugeben, einige Minuten (oder länger) einwirken lassen und das Präparat mit einem größeren Deckglas bedecken.
- Überschüssige Flüssigkeit zwischen Filterpapier abpressen
- Präparat bei Blauanregung mikroskopieren

3. *Ausstriche*
- Luftgetrocknete Ausstriche auf dem Objektträger hitzefixieren
- Präparat für 5–10 Min. mit Fungiqual A inkubieren
- Mit PBS oder Wasser kurz spülen und sofort mikroskopieren.
  Wattetupfer können in 0,5–1 ml PBS (Phosphatgepufferte Kochsalzlösung) ausgespült werden, die Spülflüssigkeit wird mit einem Tropfen Fungiqual A versetzt und kann nach wenigen Minuten mikroskopiert werden.

Ergebnis

Die Zellwand von Pilzen leuchtet hell weißblau bis gelblich grün. Der Farbton ist nicht nur von den verwendeten Filtern abhängig, sondern auch von der Schnittdicke und möglicherweise auch vom Alter der Präparate.
Manche elastische Fasern zeigen eine unspezifische Fluoreszenz, die durch Gegenfärbung (Fungiqual B) jedoch weitgehend gelöscht werden kann.

*) Bezugsquelle: Ciba-Corning Diagnostics GmbH, D-6041 Fernwald-Annerod

GMS*-Färbung

Histologisches Material
Fixation: 10%iges Formalin
Schnitte: Paraffin-, Celloidin- oder Gefrierschnitte

Lösungen

a) 5%ige Chromsäure

Chromsäure (-CrO_3-)	5,0 g
Aqua dest.	ad 100,0 ml

b) 5%ige Silbernitrat-Lösung

Silbernitrat	5,0 g
Aqua dest.	ad 100,0 ml

Darf nicht mit Metall in berührung kommen; Glaswaren, eventuell paraffinierte Gefäße, verwenden!

c) 3%ige Methenamin-Lösung
(Kurzbezeichnung für Hexamethylentetramin)

Hexamethylentetramin	3,0 g
Aqua dest.	ad 100,0 ml

d) 5%ige Boraxlösung

Borax (wie für fotografische Zwecke)	5,0 g
Aqua dest.	ad 100,0 ml

e) Methenamin-Silbernitrat-Stammlösung

Silbernitrat, 5%ige Lösung	5,0 ml
Methenamin, 3%ige Lösung	100,0 ml

Es bildet sich ein weißer Niederschlag, der beim Schütteln augenblicklich verschwindet. Klare Lösungen bleiben im Kühlschrank monatelang brauchbar. Tritt nach dem Zugeben der Methenaminlösung keine Klärung ein, dann die Lösung verwerfen.

f) Methenamin-Silbernitrat-Gebrauchslösung

Borax, 5%ige Lösung	2,0 ml
Aqua dest.	25,0 ml
Gut mischen, dann Zugabe von	
Methenamin-$AgNO_3$-Stammlösung	25,0 ml

g) 1%ige Natriumbisulfitlösung

Natriumbisulfit	1,0 g
Aqua dest.	ad 100,0 ml

h) 0,1%ige Goldchloridlösung

Goldchlorid, 1%ige Lösung	10,0 ml
Aqua dest.	90,0 ml

Diese Lösung kann wiederholt verwendet werden.

i) 2%ige Natriumthiosulfatlösung

Natriumthiosulfat · $5H_2O$	2,0 g
Aqua dest.	ad 100,0 ml

j) Lichtgrün-Stammlösung

Lichtgrün	0,2 g
Aqua dest.	100,0 ml
Eisessig	0,2 ml

k) Lichtgrün-Gebrauchslösung

Lichtgrün-Stammlösung	10,0 ml
Aqua dest.	50,0 ml

Färbegang (Kontrollschnitt mitführen!)

1. Übliche Entparaffinierung durch je zwei Bäder Xylol, absoluten Alkohol, 96%igen Alkohol und Aqua dest. (Vorher gefärbte Schnitte können nach Deckglasentfernung in Xylol und Passage der Alkohole, Wasser und Aqua dest. genau gleich behandelt werden. Die Behandlung mit Chromsäure löst die Farbstoffreste der meisten Techniken auf.)
2. Oxydieren in 5%iger Chromsäure: 60 Minuten.
3. Rasch abspülen unter fließendem Wasser.
4. 1%iges Natriumbisulfit: 1 Minute (zur Entfernung eventuell übriggebliebener Chromsäure).
5. Waschen in Leitungswasser: 5–10 Minuten.
6. Aqua dest., 3–4 Bäder.
7. Einstellen der Schnitte in Methenamin-Silbernitrat-Gebrauchslösung 30–60 Minuten im Brutschrank bei 58–60 °C. Da die optimale Inkubationszeit schwankt, 3 Schnitte und Zeiten von 30, 40 und 60 Minuten wählen. Sobald die Schnitte gelbbraune Färbung haben, spülen in Aqua dest. und Imprägnation unter dem Mikroskop kontrollieren. Pilze sollten dunkelbraun gefärbt sein. Wichtig: Im Umgang mit der Silbernitratlösung paraffinierte Pinzetten verwenden!

*) Gomoris Methenamin-Silbernitrat-Technik nach Grocott zur Färbung von Pilzen

8. Waschen in Aqua dest., 6 Bäder.
9. Tönen in 1,0%iger Goldchloridlösung: 2–5 Minuten.
10. Spülen in Aqua dest.
11. Ungebrauchtes Silber reduzieren in 2%iger Natriumthiosulfatlösung: 2–5 Minuten.
12. Gründlich spülen in Leitungswasser.
13. Kontrastfärbung mit Lichtgrün-Gebrauchslösung: 30–45 Sek.
14. Entwässern in je zwei Bädern Alkohol 95%, absolutem Alkohol klären in 2 bis 3 Bädern Xylol, einbetten in Neutralbalsam.

Ergebnis

Pilze: scharf schwarz.
Innere Teile von Myzelien und Hyphen: altrosa.
Schleim: mausgrau bis dunkelgrau.
Untergrund: schwach grün.

PAS-Färbung

Histologisches Material
Fixation: 10%iges Formalin
Schnitte: Paraffin, 6 µm

Lösungen

a) Colemans Feulgen-Reagens

1,0 g	basisches Fuchsin lösen in
200,0 ml	heißem Aqua dest. und zum Sieden bringen.
	Nach Abkühlen
2,0 g	Kaliummetabisulfit sowie
10,0 ml	n-HCl beifügen.
	Während 24 Stunden entfärben lassen, dann
0,5 g	Aktivkohle zugeben. Eine Minute lang schütteln, durch grobes Filterpapier filtrieren, Filtration so lange wiederholen, bis die Lösung farblos ist.
	Im Kühlschrank aufbewahren.

oder

b) Schiffs Leukofuchsinlösung

1,0 g	basisches Fuchsin lösen in
200,0 ml	heißem Aqua dest. und zum Sieden bringen.
	Abkühlen auf 50 °C. Filtrieren und mit
20,0 ml	n-HCl versetzen. Weiter abkühlen und
1,0 g	wasserfreies Natriumbisulfit oder Natriummetabisulfit zugeben.
	48 Stunden im Dunkeln aufbewahren, bis die Lösung eine schwach gelbliche Farbe aufweist.
	Im Kühlschrank aufbewahren.
	Lösung vor Gebrauch testen:
	Zu 10 ml 37–40%igen Formaldehyd werden einige Tropfen Schiffs-Reagens zugesetzt. Die Lösung ist brauchbar, wenn die Probe augenblicklich in ein rotes Purpur umschlägt, nicht aber, wenn die Reaktion verzögert und die resultierende Farbe von tiefblauem Purpur sein sollte.

c) 0,5%ige Perjodsäurelösung

krist. Perjodsäure	0,5 g
Aqua dest.	ad 100,0 ml

d) n-HCl-Lösung

konz. HCl D = 1,19	83,5 ml
Aqua dest.	916,5 ml

e) 0,2%ige Lichtgrün-Stammlösung

krist. Lichtgrün	0,2 g
Aqua dest.	100,0 ml
Eisessig	0,2 ml

f) Lichtgrün-Gebrauchslösung

Lichtgrün-Stammlösung	10,0 ml
Aqua dest.	50,0 ml

g) Diastaselösung

Diastase	0,5 g
Aqua dest. steril	ad 100,0 ml

Im Kühlschrank aufbewahren. Eine Woche haltbar.

Färbegang

1. Entparaffinierung durch je zwei Bäder Xylol, absoluten Alkohol, Alkohol 96% und Wasser.
2. Spülen in Aqua dest.
   Wird Perjodsäurereaktion mit Verdauung gewünscht, sind die Schnitte für 20 Minuten in 0,5%ige Diastaselösung zu stellen. Auch Speichel kann verwendet werden. 10 Minuten spülen unter fließendem Wasser, anschließend mit Aqua dest.
3. Perjodsäurelösung: 5 Minuten (Oxydationsmittel).
4. Spülen in Aqua dest. Wichtig: Das Waschwasser darf nicht zu kalt sein!
5. Colemans Feulgen-Lösung
   oder 15 Minuten
   Schiffs Leukofuchsinlösung.
6. 10 Minuten spülen unter fließendem handwarmem Leitungswasser, bis schwach rötliche Färbung auftritt.
7. Harris-Hämatoxylin 6 Minuten oder Lichtgrün-Kontrastfärbung wenige Sekunden lang.
   Waschen in Leitungswasser; Differenzierung in Säure/Alkohol: 3- bis 10mal kurz eintauchen, waschen in Leitungswasser, zum Bläuen der Schnitte Eintauchen in Ammoniakwasser.
8. Waschen in fließendem Leitungswasser: 10 Minuten.
9. Entwässern in je zwei Bädern Alkohol 96% und absolutem Alkohol, Xylol, einschließen in Neutralbalsam.

Ergebnis
Pilze: dunkelrot.
Glykogen, Muzin, Hyaluronsäure, Kolloidtropfen, Fibrin von Thromben, hyaline Ablagerungen bei Arteriosklerosis: rosa bis purpurrot.
Zellkerne: blau.
Untergrund: schwach grün (bei Lichtgrün-Kontrastfärbung).

Bei der **Gridley-Färbung** wird mit Metanilgelb anstelle von Lichtgrün gegengefärbt:

Metanil-Gelb	0,25 gm
Dest. Wasser	100,0 ml
Eisessig	2 Tropfen

Nach Wässerung entsprechend Punkt 6. in Metanillösung ca. 1 Min. färben, kurz wässern, wie üblich entwässern und einbetten.

Literatur

Benesōn, A. S.
Control of Communicable Diseases in Man, 15th ed.
The American Public Health Ass. 1985.

Binford, C. H. and Connor, D. H.
Pathology of Tropical and Extraordinary Diseases, Vol. 1 & 2.
Armed Forces Institute of Pathology, Washington DC, 1976.

Chandler, F. W., Kaplan, W. and Ajello, L.
Color Atlas and Text of the Histopathology of Mycotic Diseases.
Chicago, Year Book Medical Publications, Inc., 1980.

Emmons, C. W., Binford, C. H., Utz, J. P. and Kwon-Chung, K. J.
Medical Mycology, 3rd ed.
Philadelphia, Lea & Febiger, 1977.

Howard, D. H.
Fungi Pathogenic for Humans and Animals, Part B.
Marcel Dekker, Inc., New York/Basel, 1985.

Koch, H. A.
Leitfaden der Medizinischen Mykologie, 3. Aufl.
VEB Gustav Fischer Verlag Jena, 1981.

Koch, H. A., Pimsler, M.
Evaluation of Uvitex 2B: A Nonspecific Fluorescent Stain for Detecting and Identifying Fungi and Algae in Tissue.
Laboratory Medicine Vol. 18, No. 9, 603-606, 1987.

Kreger-van Rij, N. J. W.
The Yeasts: A Taxonomic Study, 3rd ed.
Amsterdam, Elsevier Scientific Publications B.V., 1984.

Lennette, E. H., Balows, A., Hausler Jr., W. J. and Shadomy, H. J.
Manual of Clinical Microbiology, 4th ed.
American Society for Microbiology, Washington DC, 1985.

McGinnis, M. R., D'Amato, R. F. and Land, G. A.
Pictorial Handbook of Medically Important Fungi and Aerobic Actinomycetes.
Praeger Publishers, 1982.

Nolting, S. and Fegeler, K.
Medizinische Mykologie
Springer-Verlag, Berlin/Heidelberg/New York, 1982.

Rieth, H.
Frühdiagnostik und Frühtherapie bei Mykosen.
Git, Suppl. 6, 1987.

Roberts, S. O. B., Hay, R. J. and Mackenzie, D. W. R.
A. Clinician's Guide to Fungal Disease.
Marcel Dekker, Inc., New York/Basel, 1984.

Salfelder, K., Schwarz, J. and Sauerteig, E.
Atlas of Deep Mycosis.
W. B. Saunders Company
Philadelphia/London/Toronto, 1980.

Seeliger, H. P. R. and Heymer, T.
Diagnostik pathogener Pilze des Menschen und seiner Umwelt: Lehrbuch und Atlas.
Stuttgart, Georg Thieme Verlag, 1981.

Wachsmuth, E. D.
A comparison of the highly selective fluorescent staining of fungi in tissue sections with Uvitex 2 B and Calcofluor White M2R.
Histochem J., Vol. 20, 215–221, 1988.

Wachsmuth, E. D.
Visualization of Fungi in Histological Sections.
Virchows Arch. B. Cell Path. Including Molec. Pathology, Vol. 54, 1988.

Expertengespräch
München 1987

30 Jahre
Ampho-Moronal®

Pharmakologische
und klinische Aspekte
zur Therapie von Mykosen
mit Amphotericin B

INFORMED INTERNATIONALE KONGRESS-BERICHTERSTATTUNG

Herausgeber und Redaktion: INFORMED Institut für Medizinische Kommunikation

Verantwortlich: Dr. ès Sci. Brigitte Kaufmann

Printed in Germany 1988

Gesamtherstellung: Dieter Hoffmann

Graphik: Irina Mai-Holzmeier

Druck: Bartels & Wernitz, München

ISBN: 3–88760–052–5

Inhaltsverzeichnis

Einführung

„Betrachtet man die medizinische und speziell die dermatologische Mykologie aus einer langjährigen klinischen Perspektive, so wird einem erst deutlich, welch große Fortschritte sich in der Behandlung von Mykosen in den letzten Jahrzehnten vollzogen haben und welch großen Fortschritt es vor nunmehr 30 Jahren bedeutet hat, daß bei bestimmten Pilzerkrankungen das 1955 aus Streptomyces nodosus isolierte Antibiotikum Amphotericin B zur örtlichen Anwendung zur Verfügung steht" – so die einführenden Worte von Prof. OTTO BRAUN-FALCO, München, auf dem Symposium „30 Jahre Ampho-Moronal®", das unter seiner Leitung am 17. Oktober 1987 in München stattfand.

Bis zu diesem Zeitpunkt standen praktisch nur Desinfektionsmittel zur örtlichen Anwendung zur Verfügung, z. B. Pyoctanin-Lösung oder Solutio CASTELLANI. Auch wenn sie fraglos in der richtigen Indikation therapeutische Qualitäten besaßen, stellte sich doch bald heraus, daß den Patienten mit den modernen Polyen-Antimykotika wesentlich besser geholfen werden konnte.

Anders als die ebenfalls antimykotisch wirksamen Imidazole, die nicht nur topisch anwendbar sind, sondern nach oraler Applikation systemisch wirksam werden, wird Amphotericin B nach oraler Gabe praktisch nicht resorbiert, auch nicht von schwerstkranken Patienten. Es wirkt deshalb während der gesamten Passage durch den Oro-Gastrointestinaltrakt lokal in Mund, Speiseröhre, Magen und Darm und eignet sich deshalb besonders gut zur Behandlung gastrointestinaler Mykosen und zur Beseitigung von Pilzkolonien im Oro-Gastrointestinaltrakt.

Zielorganismen des Amphotericin B sind Hefepilze wie Candida albicans und Schimmelpilze. Die Zellwand dieser Mikroorganismen wird durch Amphotericin B vollständig zerstört.

Das Antimykotikum hat in den letzten 30 Jahren nichts von seiner Wirksamkeit eingebüßt. Es konnten bisher keine klinisch relevanten Resistenzen gegenüber pathogenen Hefepilzen, insbesondere Candida albicans, nachgewiesen werden.

In der vorliegenden Broschüre sind die wichtigsten Aspekte der auf dem Ampho-Moronal®-Symposium gehaltenen Vorträge und Diskussionsbemerkungen zusammengestellt.

Epidemiologie der Mykosen

Hefen gibt es bei Mensch und Tier

Hefepilze sind ubiquitär zu finden, vor allem dort, wo der Mensch und/oder andere Warmblüter sich aufhalten. Von klinischer Bedeutung ist insbesondere Candida albicans, aber, so erläuterte Prof. OTTO BRAUN-FALCO, München, nicht nur der Mensch wird von diesen Pilzen besiedelt, sondern auch Primaten wie Schimpanse oder Rhesus-Affe, Haustiere wie Katze, Hund, Schwein und Rind oder andere Säuger wie z. B. das Opossum. Auch bei Vögeln, Huhn, Ente und Papagei hat man C. albicans nachgewiesen.

Das Wirtsspektrum anderer für den Menschen pathogener Hefepilze (weitere Candida-Spezies, Torulopsis- oder Rhodotorula-Spezies) ist deutlich kleiner. Beliebtester Wirt unter den Haustieren sind Rind und Huhn. Beim Rind z. B. hat man neben C. albicans viele andere Hefepilzarten gefunden: C. guilliermondii, C. krusei, C. parapsilosis, C. tropicalis und/oder C. pseudotropicalis sowie andere Candida-Spezies, ferner Candida (früher Torulopsis) glabrata und Rhodotorula-Spezies.

Bei Elefanten fand man seltsamerweise keine C. albicans, sondern andere Candida-Spezies – C. parapsilosis, C. tropicalis und/oder C. glabrata.

Ganz allgemein gilt, daß diejenigen Hefepilze, die bei Mensch und Tier am häufigsten vorkommen, in anderem Zusammenhang am seltensten isoliert werden. Die wichtigste Quelle für Candida-Spezies, die mit menschlichen Erkrankungen im Zusammenhang stehen, ist der Mensch selbst. Die pathogenen Keime rekrutieren sich häufig aus der körpereigenen Hefeflora.

Häufigkeitsverteilung der Hefepilze im Organismus

Es gibt eine Reihe von Untersuchungen über die Häufigkeitsverteilung von C. albicans (Abb. 1) in den einzelnen Körperregionen, aber die Zahlen differieren beträchtlich – für die Mundhöhle z. B. zwischen 2 % und 37 % –, weil in den verschiedenen Studien einerseits die Proben nach unterschiedlichen Methoden entnommen wurden (Abstrich mit Watteträgern bzw. Rachenspülwasser) und

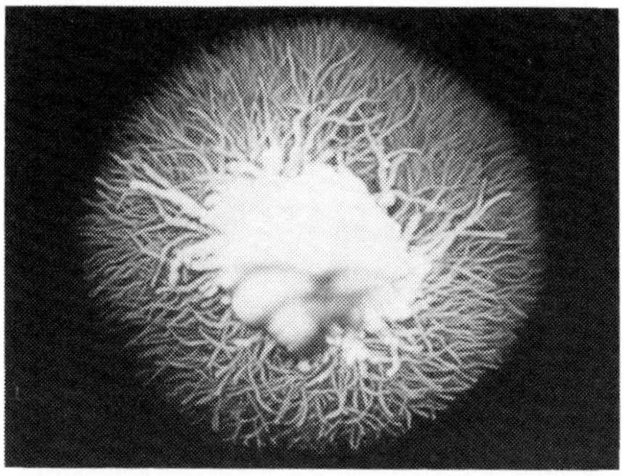

Abbildung 1: Riesenkultur von Candida albicans auf KIMMIG-Agar in einer Petrischale [RIETH, 1987]

andererseits die Probandenkollektive (stationäre oder ambulante Patienten) nicht vergleichbar sind.

Im Durchschnitt lassen sich in der **Mundhöhle** Gesunder in 14 % der Fälle Hefen nachweisen, in rund 10 % allein C. albicans, wobei die Häufigkeit auch tageszeitlichen Schwankungen unterliegt. Im **Stuhl** von Gesunden ist in 23,7 % mit Hefen zu rechnen (14,6 % C. albicans) und bei Patienten in 25,5 % (22 % C. albicans).

Etwa bei 9,5 % gesunder Frauen findet man Hefen in der **Scheide** (7,8 % C. albicans), bei Patientinnen mit Colpitis 29,1 % (25,7 % C. albicans). Die Besiedlung ist altersabhängig: Frauen unter 40 sind stärker gefährdet als ältere.

Auf der **Hautoberfläche** werden Pilze nur selten nachgewiesen; das gilt auch für C. albicans. Auch im **Urin** ist bei weniger als 10 % der Gesunden mit Hefen zu rechnen.

Viele Kontaminationsmöglichkeiten

Zweifellos ist dem Menschen als Überträger von C. albicans die zentrale Rolle zuzuweisen. Gelegentlich kommen aber auch gemeinsam benutzte kontaminierte Gerätschaften, z. B. Zahnbürsten, als Infektionsquelle in Frage. In Kliniken, insbesondere in Hautkliniken, kann sich C. albicans in der Raumluft befinden. So muß man auch bei Patienten mit Ulcus cruris, die über längere Zeit liegen, mit Candida-Besiedlung rechnen.

Übertragen werden Hefepilze insbesondere aus Mund, Vagina und/oder Darm. BRAUN-FALCO erinnerte in diesem Zusammenhang an den Mundsoor von Neugeborenen, die sich während des Geburtsaktes infizieren, und andererseits an die Übertragung von C. albicans aus der Mundhöhle von Säuglingen auf die weibliche Brust. Bei mangelnder Hygiene kann der Hefepilz auch von der Frau auf den Präputialraum des Mannes übertragen werden und vice versa.

Die Vagina wird häufig vom Darm aus besiedelt; daran muß man bei der Behandlung einer Vaginalmykose immer denken. Das Rektum wird übrigens auch als wichtigster Ausgangspunkt für sekundäre Infektionen im Windelbereich angesehen.

Abwehrkräfte entscheidend ...

Im Darmtrakt befallen Hefen gerne vorbestehende Ulzera. Von dort aus können sie sich über die Blutbahn im gesamten Organismus verteilen, aber: nicht jede Candidämie ist einer Candida-Sepsis gleichzusetzen.

Ob es zur Candida-Sepsis kommt oder nicht, hängt von den Abwehrkräften des Wirtes ab. Bei einer Immunschwäche, z. B. nach Behandlung mit Zytostatika, Immunsuppressiva, Glukocorticoiden oder infolge chronischer Stoffwechselleiden, sind die Patienten sehr anfällig. Vor allem die Nieren sind gefährdet (siehe auch S. 34). Auch wenn bereits Herpes-simplex-Infektionen an Mund oder Vagina bestehen, pfropfen sich gerne Candida-Infektionen auf. Besonders anfällig sind HIV-positive Patienten.

Abschließend meinte BRAUN-FALCO, daß der Mensch überall und ständig in seiner natürlichen und künstlichen Umwelt gegenüber Hefepilzen, speziell Candida albicans, exponiert ist

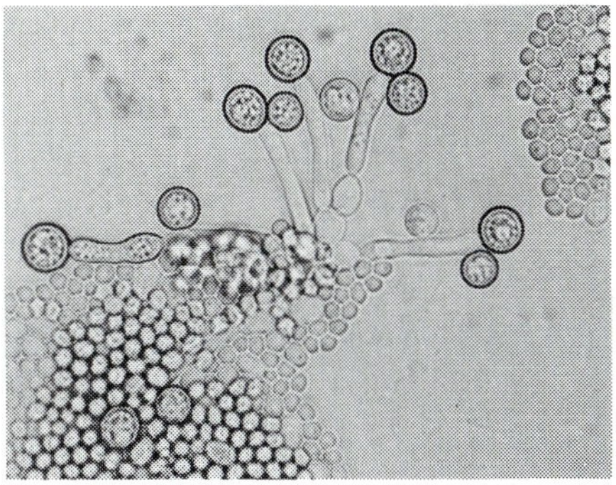

Abbildung 2: Candida albicans auf Reis-Agar mit typischen Chlamydosporen am Pseudomyzel und kleineren rundlichen Blastosporen [RIETH, 1987]

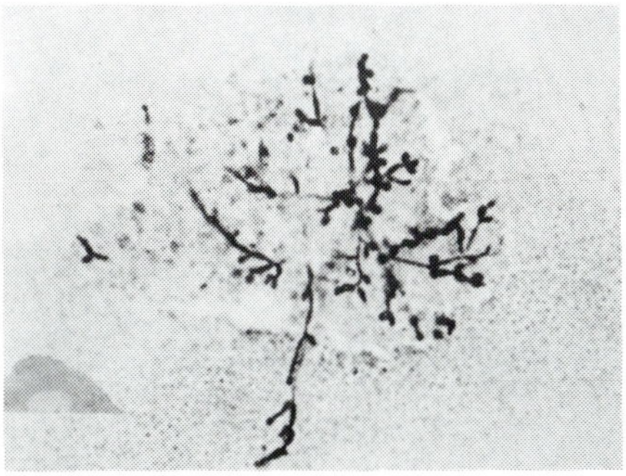

Abbildung 3: Candida-albicans-Sproßmyzel in der Netzhaut des Auges [RIETH, 1987]

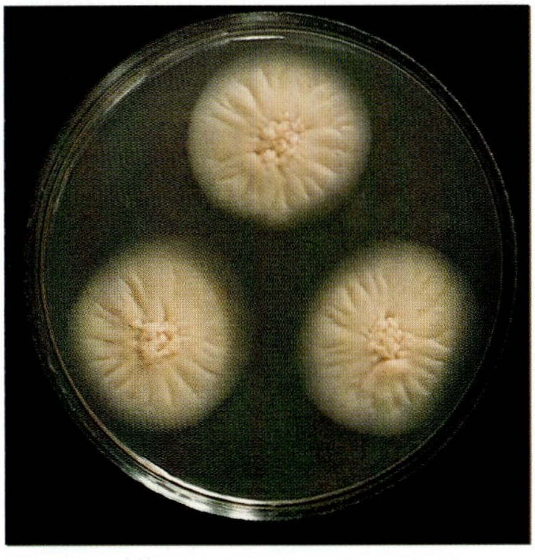

Abbildung 4: Drei Kolonien des Hefepilzes Trichosporon cutaneum [RIETH, 1987]

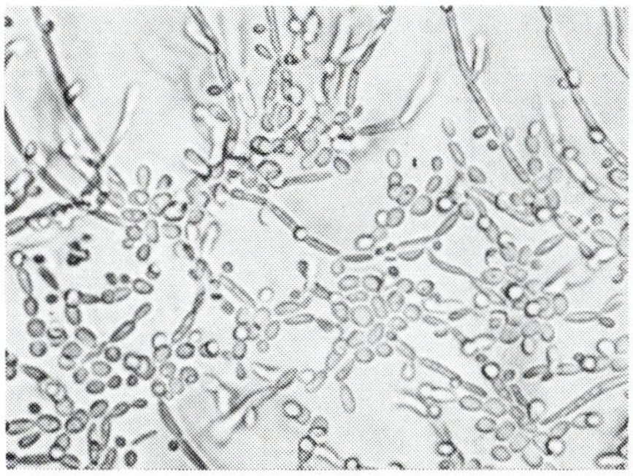

Abbildung 5: Mikroskopisches Bild von Candida parapsilosis mit Blastosporen (= Sproßzellen) und Pseudomyzel (langgestreckte Sproßzellen) [RIETH, 1987]

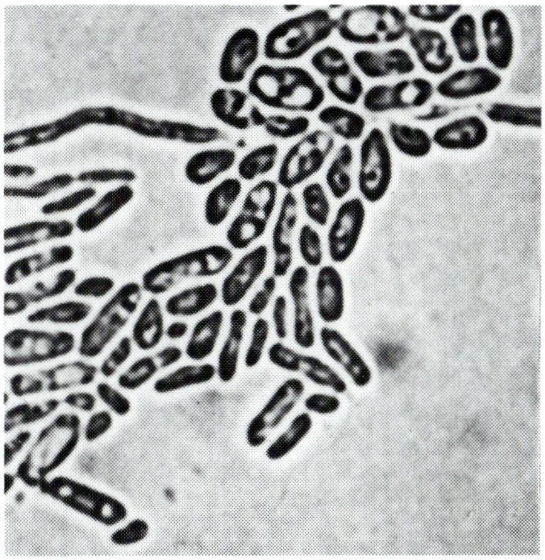

Abbildung 6: Sproßzellen von Candida kefyr [RIETH, 1987]

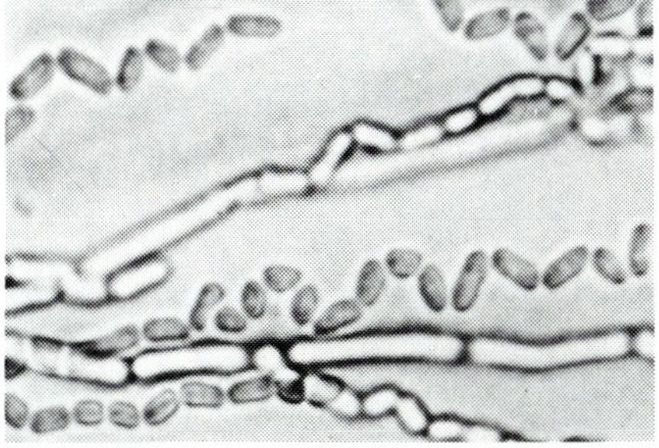

Abbildung 7: Geotrichum candidum (Milchschimmel) mit in Arthrosporen zerfallenen Fäden; wird sehr häufig mit Hefen verwechselt [RIETH, 1987]

und es „im wesentlichen nur seinen Abwehrleistungen im Zustand seiner Gesundheit zu verdanken ist, wenn er nicht ständig unter Candida-Infektionen leidet."

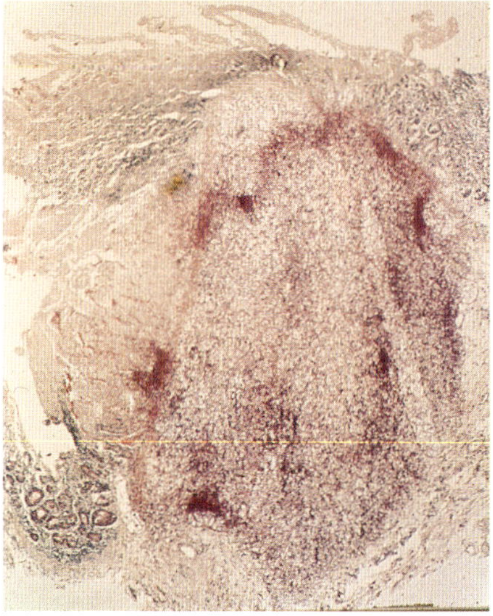

Abbildung 8: Dünndarmschnitt mit violett gefärbten Sproßzellen und Fäden von Candida albicans. Links unten Kapillarembolie mit Auswachsen der Pilzfäden aus dem Blutgefäß [RIETH, 1987]

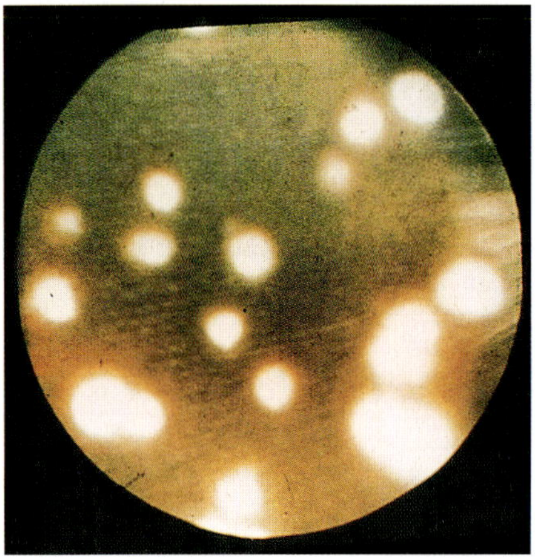

Abbildung 9: Pilzherde von Candida albicans in der Retina des Auges [RIETH, 1987]

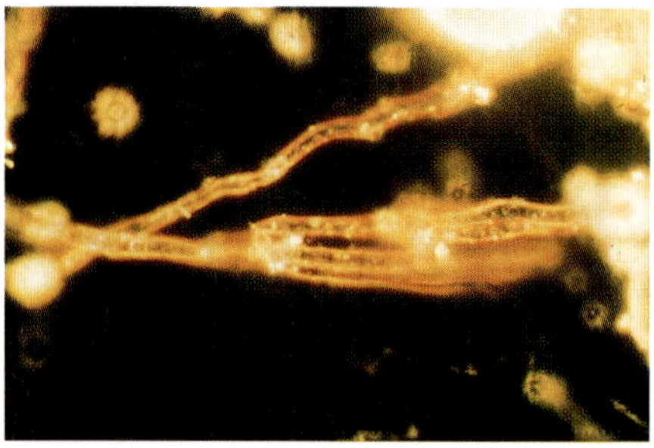

Abbildung 10: Pilzfaden. Ob Dermatophyt, Hefe oder Schimmelpilz, ergibt erst die Kultur [RIETH, 1987]

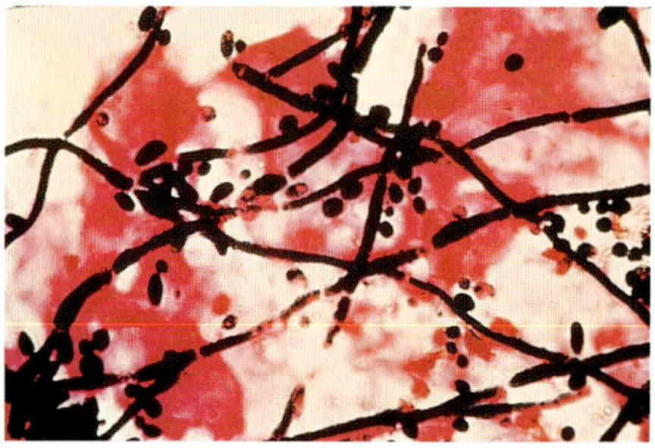

Abbildung 11: Vaginalsekret mit Pilzfäden und Sproßzellen. Die Kultur ergab Candida albicans und Candida glabrata (früher: Torulopsis glabrata) [RIETH, 1987]

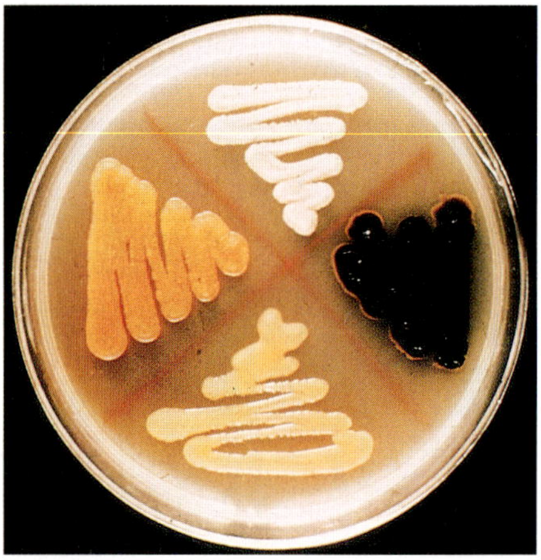

Abbildung 12: Sproßpilzartig wachsende Pilzkulturen. Oben: Candida albicans; links (rot): Rhodotorula rubra; unten (gelblich): Cryptococcus neoformans; rechts (schwarz): „schwarze Hefe" (ein als Sproßpilz wachsender Fadenpilz, ein Schimmelpilz) [RIETH, 1987]

Wann wirkt ein Pilz pathogen?

Ob ein Pilz pathogen wirkt oder nicht, ist sicherlich auch eine Mengenfrage, denn bei einem Übermaß an Pilzen ist das ökologische Gleichgewicht zwischen Pilz und Mensch gestört, betonte Prof. HANS RIETH, Hamburg, in der Diskussion; aber zweifellos kommt die sogenannte Virulenz, d. h. die Steigerung der pathogenen Fähigkeiten, noch hinzu.

Wenn Mäuse oder Kaninchen einen ganz schwachen C.-albicans-Stamm injiziert bekommen und diese Prozedur mehrmals wiederholt wird, braucht man immer weniger Zellen, um eine Infektion auszulösen. Zuletzt genügen geringste Mengen, um das Tier innerhalb weniger Tage zu töten. Vielleicht läßt sich diese Erfahrung auf den Menschen übertragen. Möglicherweise wird auch bei Ansteckung in der Klinik die Virulenz von Patient zu Patient verstärkt.

Zuckerreiche Kost fördert Hefewachstum

Ein anderer Gesichtspunkt ist, daß sich die Hefen in Gegenwart von Zuckern besonders gut vermehren. Sie brauchen wie alle Pilze eine organische Kohlenstoffquelle, da sie nicht imstande sind, Kohlenhydrate aus Kohlendioxyd und Wasser aufzubauen. Sogenannte Fieberdiäten, die viel leichtverdauliche Kohlenhydrate enthalten – Glukose, Fruktose, Maltose – sind ein idealer Nährboden für Hefepilze. Findet man abends noch 10^3 Zellen, können es morgens schon 10^7 sein, und einen Tag später kann es zu lebensgefährlichen Komplikationen kommen. RIETH propagiert die sog. Anti-Pilz-Diät (siehe S. 29), um die enorme Vermehrung der Hefen zu verhindern.

Enzymaktivität ein Marker?

Ein weiterer Pathogenitätsfaktor für Hefepilze scheinen Proteasen zu sein. C. albicans bildet in vivo sowohl auf der Rundzelle als auch auf den Filamenten Proteasen, erläuterte Prof. JOHANNES MÜLLER, Freiburg. Von C. parapsilosis ist dies nicht bekannt. Dies erklärt, warum man C. parapsilosis zwar als häufigen Erreger mukokutaner Prozesse kennt, bei Septikämien dagegen C. albicans, C. tropicalis und C. glabrata eindeutig vorherrschen. Man weiß darüber aber noch wenig.

Das Statement von MÜLLER:

- Ein gesunder, abwehrkompetenter Wirt kann eine relativ geringe Virulenz von Pilzen – Virulenz als Summe aller Pathogenitätsfaktoren definiert – überkompensieren und wird erst in Risikosituationen anfällig. Ebenso wie für Bakterien und Viren gilt auch für Pilze, daß die Frage der Virulenz eines Erregers nicht quantifizierbar ist, sondern immer im Verhältnis zur Abwehrpotenz des Wirtes gesehen werden muß.

Wenn die Abwehrpotenz des Wirtes daniederliegt, wie z. B. bei Verbrennungs-, Tumor-, AIDS- oder anderen Risikopatienten, dann kann auch der fakultativ pathogene, mit nur relativ geringer Virulenz ausgestattete Hefepilz eine Mykose verursachen.

. . . aber auch die Keimzahl spielt eine Rolle

Es wäre jedoch falsch, die Infektionsgefahr ausschließlich dem Zustand des Wirtsorganismus zuzuschreiben, betonte Prof. HANS RIETH, Hamburg. Auch die Keimzahl spielt eine Rolle. Der Toleranzbereich ist allerdings groß: Die Grenze im Gastrointestinaltrakt des Gesunden scheinen etwa 10^3 Hefezellen pro g Darminhalt zu sein. Werte darüber hinaus zeigen eine Disbalance an und die fakultativ pathogenen Pilze werden virulent.

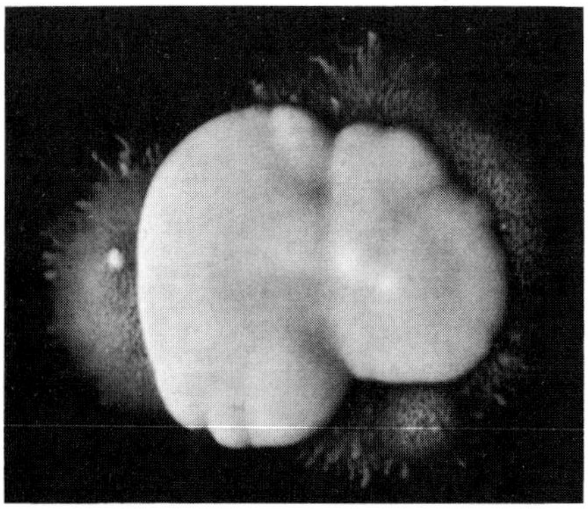

Abbildung 13: Kultur von Candida tropicalis auf KIMMIG-Agar [RIETH, 1987]

Bis heute sind 196 verschiedene Candida-Arten bekannt (Abb. 2 bis 13), die meisten von ihnen, z. B. C. kefyr oder C. robusta (Backhefe), wirken niemals pathogen. Laborbefunde, wie „Candida" oder „Candida Spezies" sind nach RIETH grober Unfug, da sie nicht aussagen, ob der Hefepilz pathogen ist oder nicht.

- Man kann auf Reis-Agar C. albicans innerhalb von 24 Stunden absolut sicher nachweisen. Die weitverbreitete Meinung, daß es bis zu drei Wochen dauern kann, bis eine Aussage möglich ist, ist falsch. Man muß bei Zimmertemperatur inkubieren, nicht bei 37 °C; dann bilden sich die für C. albicans typischen Chlamydosporen.

Verdauungstrakt – ein natürliches Reservoir für Pilze

In der Bundesrepublik rechnet man pro Jahr mit rund 600 Endomykosen pro Mio Bevölkerung; das ergibt insgesamt 36000. Etwa 7000 dieser Patienten sterben mit oder an einer Mykose, betonte Prof. JOHANNES MÜLLER, Freiburg.

Tabelle 1: Mykoflora des Digestionstraktes [MÜLLER, 1987]

Digestionstrakt	Mykoflora
Mund-Rachenraum	kommensal
Speiseröhre	passager
Magen	passager
Dünndarm	passager?
Dickdarm	kommensal

Natürliches Reservoir für Pilze ist der Verdauungstrakt. Der Oro-Gastrointestinaltrakt ist sowohl *kommensal* als auch *passager* von Pilzen besiedelt (Tab. 1). Der passagere Status ist an der sehr geringen Keimzahl dieser Pilze erkennbar und oft auch dadurch charakterisiert, daß sie sich bei 37°C nicht vermehren können.

Bei 75 % der Mitteleuropäer beträgt die kommensale Sproßpilz-Gesamtkeimzahl im Digestionstrakt maximal 10^7. Meist handelt es sich um Candida-Arten. Aus diesem kommensalen Sproßpilzreservoir können sich, vor allem bei vorgeschädigten Patienten (Tab. 2), Mykosen entwickeln:

Tabelle 2: Grundleiden bei Candidosen (die Zahlen stammen aus einer Untersuchung im Raum Freiburg/Br. vom September 1985 bis August 1986) [MÜLLER, 1987]

Krankheiten	Anzahl der Patienten (n)	
unbekannt oder kein Grundleiden		136
Neoplasien		21
„große“ Chirurgie		47
Polytraumata und Neurochirurgie	20	
Abdominalchirurgie	16	
Lungenchirurgie	6	
Herzchirurgie	5	
chronische Infektionen		11
Diabetes mellitus		4
Zustand nach Nierentransplantation		4
chronisch ambulante Peritonealdialyse		2
sonstige (Verbrennung, Thrombophlebitis, zerebraler Insult)		3
Summe Candidosen		228

Tabelle 3: Stadieneinteilung der Candidosen [MÜLLER, 1987]

Stadium	Definition	Pathogenese	natürlicher Verlauf	Diagnose	Therapie
I a	Kontamination	Schmierkontakt	passager		keine
b	kommensale Besiedlung Digestionstrakt Respirationstrakt Harntrakt Genitaltrakt	fehlende Elimination	permanent	Kultur	Lokalprophylaxe bei Risikopatienten
II	Schleimhautmykose	Sproßpilz-Adhäsion	sich selbst limitierend Rezidivneigung	klinische Symptomatik	lokal
a	Soor-typische Effloreszenzen, Hyperämie, Ödem		Persistenz Progredienz	Endoskopie Kultur	lokal
b	Schleimhautdefekte, Ulzeration, Nekrose, Perforation	beginnende Invasion	→ Organmykose	Antigen-, Antikörpernachweis	systemisch
III	Fungämie inapparent	hämatogene Streuung von: 1. Venen-Verweilkathetern 2. Respirationstrakt 3. Digestionstrakt	90 % passager 10 % → Septikämie 1 % → Organmanifestation	Blutkultur Antigen-, Antikörpernachweis	keine systemisch systemisch
IV	Septikämie klinisch manifest	wie Fungämie quantitativer Unterschied: Wirtsabwehr überfordert	Spontanheilung Persistenz Organmanifestation septischer Schock	klinische Symptomatik Blutkultur Antigen-, Antikörpernachweis	keine systemisch
V	Organmykose		sich selbst limitierend (z. B. Mikroabsiedlungen)		
a	Abszesse, Granulome in Organparenchym	hämatogene Disseminierung	Organversagen: reversibel irreversibel	Biopsie Endoskopie	
b	Einbruch in gefäßführendes Gewebe	Wachstum per continuitatem		Kultur, Antigen-, Antikörpernachweis	systemisch
c	Pilzballbildung in Hohlorganen	intraluminale Obstruktion			

- im Gastrointestinaltrakt selbst,
- über Schmierinfektionen von der Analregion ausgehend in Risikobereiche des Wirtes (Schleimhaut, Wunden, Ulzera, Katheter)
- durch Persorption (s. Kasten) aus dem Gastrointestinaltrakt in die Zirkulation des Wirtes (Tab. 3).

Wieviele Infektionen über die Persorption zustande kommen, wieviele über die Schmierinfektion, ist nicht zu sagen; beide sind jedenfalls die epidemiologisch vorrangigen Wege der Pilzausbreitung.

Für das Auftreten von Endomykosen gibt es zwei besondere Patientengruppen. Die erste sind polytraumatisierte Unfallpatienten, jugendliche Leukämiker und/oder Transplantationspatienten, die zweite betrifft alte, meist polymorbide Patienten über 70.

Gesunder Organismus wehrt sich

Die Bestandteile der Zellwand von Candida-Hefen bestehen aus Mannanen (Mannose-Polymere). Da verschiedene Zellpopulationen im menschlichen Organismus an ihrer Oberfläche Mannose-Rezeptoren haben, werden die Hefepilze schnell an diese gebunden und phagozytiert (Abb. 14 a/b), dann über Leber und Milz eliminiert.

Für den Gesunden ist dies ohne Konsequenzen. Daß ein solcher Prozeß abgelaufen ist, wird lediglich an der serologischen Antwort in Form der Grundtiter erkennbar. Selbst der kranke Wirtsorganismus wird in 80 % der Fälle mit diesen fungämischen Situationen fertig; sie werden nur serologisch erfaßt.

Persorption als endogener Infektionsmodus

Die Infektionswege bei der Entstehung generalisierter Mykosen von Intensivpatienten sind noch nicht restlos klar. Inhalationsinfektionen werden vor allem durch Aspergillus-Arten ausgelöst. Candida-Arten können zwar über Hautläsionen, Wunden, Drains, Katheter-Einstichstellen und Beatmungsgeräte im Sinne einer Schmierinfektion übertragen werden, aber der wichtigste Weg scheint endogen via Autoinfektion abzulaufen.

Wenn prädisponierende Faktoren vorliegen, wie z. B. die Behandlung mit modernen antibakteriellen Antibiotika-Kombinationen, können die Pilze im Gastrointestinaltrakt ungehemmt wachsen, so daß der ganze Körper massiv mit Pilzen befallen wird. Es gibt Untersuchungen, nach denen die Anzahl von Soor-Mykosen direkt mit der Anzahl der verordneten antibakteriellen Antibiotika korreliert.

Man hat nachgewiesen, daß die Pilze vom Darmlumen aus parazellulär durch die Epithelschicht des Darmes in den Chylus und von dort über den Ductus thoracicus in den Blutkreislauf gelangen, und zwar ausgehend vom Jejunum, wo infolge der Motorik der Tunica muscularis mucosae die Zottenpumpe am wirksamsten arbeitet.

Brandl, M., et al. (Universität Erlangen/Nürnberg): Intensivbehandlung **9**, S. 27, 1984

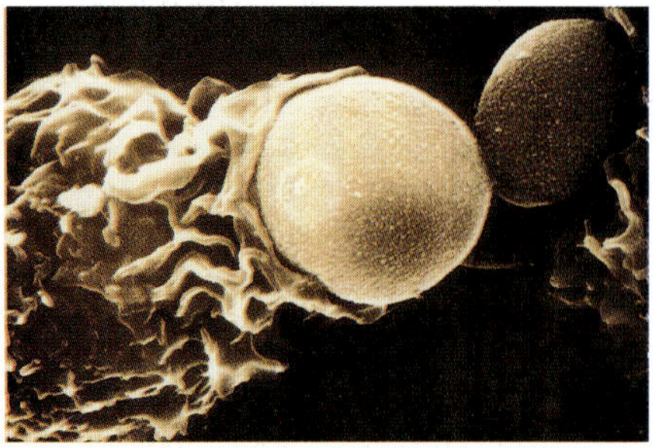

Abbildung 14a: Rasterelektronenmikroskopische Aufnahme eines Granulozyten (rechts) im Angriff auf eine Candida-albicans-Zelle, um sie zu phagozytieren [MÜLLER, 1987]

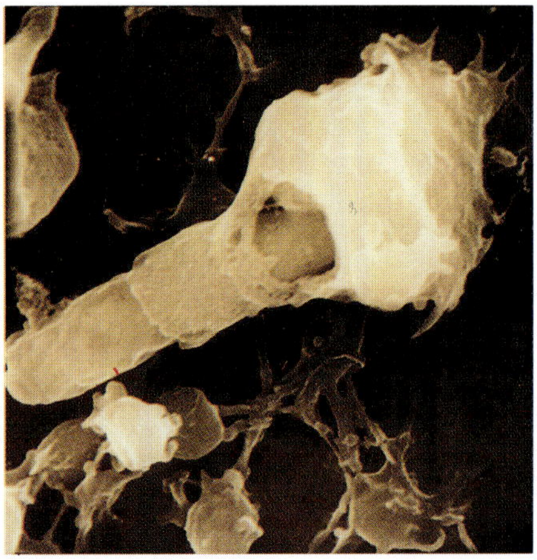

Abbildung 14b: Die Candida-Zelle wehrt sich und bildet Filamente. Ein Myzelfaden des Hefepilzes wächst aus dem Phagozyten wieder heraus. Dieser wird auf diese Weise zerstört und der Abwehrmechanismus wird überspielt [MÜLLER, 1987]

Wenn es allerdings zur Septikämie kommt, muß der Arzt handeln, und zwar schnell, denn die Folgen sind Organmykosen der unterschiedlichsten Lokalisation. Die häufigsten Ansiedlungen findet man in Lunge und Niere, aber auch die hämatogene Endokarditis oder Zerebralmykosen werden immer wieder beobachtet. Auch mit Mikroabszessen in Milz und Leber muß man rechnen – Hochrisikosituationen, von denen man früher nichts wußte.

Serologie gibt wertvolle Hinweise

Es bereitet immer wieder Schwierigkeiten, eine Entscheidung zu treffen, welche Pilzbesiedlung „therapiebedürftig" ist und welche nicht.

Labordiagnostische Daten und klinisches Bild stimmen nicht immer überein. Die quantitative Bestimmung der Sproßpilze kann zwar Anhaltspunkte geben (Tab. 4), aber:

- Nicht die Keimzahl, sondern die Krankheit muß behandelt werden. Manifeste Mykosen erfordern immer eine Therapie.

MÜLLER stellte eine Untersuchungsmethode vor, die eine Quantifizierung des Pilzbefalls zuläßt.

Tabelle 4: Diagnostische Wertigkeit der Sproßpilzquantität in klinischen Untersuchungsmaterialien. GKZ = Gesamtkeimzahl der Probe [MÜLLER, 1987]

Untersuchungsmaterial	pathognomonisch unbedeutend	kulturelle und serologische Kontrollwiederholung angezeigt	pathognomonisch bedeutsam
Sputum	$\leq 10^3$/ml	10^4-10^5/ml	$\geq 10^6$/ml
Rachengurgelwasser	$\leq 10^2$ GKZ	10^3-10^4 GKZ	$\geq 10^5$ GKZ
Urin*	$\leq 10^2$/ml	10^3/ml	$\geq 10^4$/ml
Stuhl	$\leq 10^3$/g	10^4-10^5/g	$\geq 10^6$/g

* frisch gewonnen oder gekühlt transportiert

Das Prinzip besteht darin, das gewonnene Untersuchungsmaterial mit Trypsin zu versetzen und zu verdünnen. Durch das „Trypsinieren“ wird das Material homogenisiert, was zu einer Vereinzelung der Pilzzellen führt. Adäquat zu den Verdünnungen lassen sich die Kolonien zählen, so daß eine quantitative Bewertung möglich ist.

MÜLLER betonte, daß auch berücksichtigt werden muß, *wo* die Proben entnommen werden. Rachen-Gurgelwasser z. B. enthält höchstens 10 % der tatsächlich vorhandenen Flora, denn diese Pilze haften außerordentlich fest. Diese Erfahrungswerte müssen mit in die diagnostische Beurteilung eingehen.

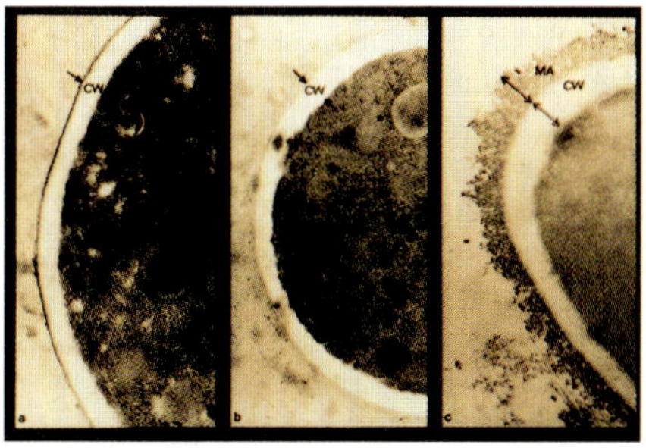

Abbildung 15: Mykologische Untersuchungen nach oraler Aufnahme von Bäckerhefe durch einen Probanden

a. Saccharomyces cerevisiae: Ultradünnschnitt durch eine Kulturzelle
b. Saccharomyces cerevisiae: Ultradünnschnitt durch eine Hefezelle in einer Stuhlprobe des Probanden
c. Candida albicans: Ultradünnschnitt durch eine Hefezelle in einer Urinprobe eines Candida-Septikämie-Patienten
a. und b. keine elektronendichte Mannan-Auflage auf der Zellwand
c. dicke, elektronendichte Mannan-Auflage (MA) auf der Zellwand; typisch für eine Infektionssituation [KAPPE und MÜLLER, 1987]

Wenn man alle Laborparameter zusammenträgt, Erregerdiagnostik (Artdiagnose!) und -quantifizierung, und zusätzlich die serologischen Parameter mit ins Kalkül zieht, ist dies zweifellos eine große Hilfe für die Diagnose, auch wenn letztlich das klinische Bild entscheidet.

Ausdruck einer pathogenen Situation ist auch immer eine im Elektronenmikroskop erkennbare elektronendichte Schicht von Mannanen (Abb. 15), an die sich Antikörper binden, die der Wirt gegen diesen Pilz hervorbringt.

Serologie oder Kultur?

Für eine klare medizinische Diagnose braucht man Serologie *und* Kultur, forderte MÜLLER. Der bloße Erregernachweis in der Kultur ist selbst bei Quantifizierung nicht ausreichend.

Dank serologischer Tests erkennt man am Titeranstieg die Antwort des Wirtes. Insbesondere ein positiver Hämagglutinationstest, der bevorzugt die IgM erfaßt, also bereits im Frühstadium möglich ist, gibt wichtige Hinweise; aber auch der Nachweis von Immunkomplexen ist ein Signal, daß eine immunbiologische Auseinandersetzung stattfindet. Es ist dann Sache des Klinikers, herauszufinden, ob eine klinisch stumme Fungämie vorliegt oder eine Septikämie. Hinweise aus dem Labor erleichtern jedenfalls die Entscheidung.

Amphotericin B – Antimykotikum gegen Hefepilze

Struktur und Wirkmechanismus von Amphotericin B

Amphotericin B wurde erstmals 1955 aus Kulturfiltraten von Streptomyces nodosus isoliert. Chemisch ist die Substanz ein makrozyklisches Lakton (Polyen-Makrolid) mit sieben konjugierten Doppelbindungen (Abb. 16).

Im Bereich der Polyenkette ist das Molekül lipophil, in der Region der gesättigten Kohlenwasserstoffkette (mit entsprechenden funktionellen Gruppen) dagegen hydrophil.

Der Wirkmechanismus der Polyen-Makrolide ist noch nicht vollständig aufgeklärt. Als gesichert gilt, daß eine Interaktion zwischen der lipophilen Polyenregion und den Sterolen (z. B. Ergosterin) der Pilzzellmembranen stattfindet. Beweis für diese Hypothese ist, daß bei In-vitro-Bestimmungen von Amphotericin B dessen Aktivität durch die Zugabe von Sterolen gehemmt wird.

Lipidmembran der Pilze wird zerstört

Wie Frau Dr. Aletta Georgii, München, erläuterte, resultiert aus diesen Wechselwirkungen – wahrscheinlich bilden sich Komplexe – eine Inhibition wichtiger Enzyme der Phospholipid-Membran, speziell der ATPase, die den primären H^+-Transport in den Membranen katalysiert. Durch die Änderung des H^+-Gradienten erhöht sich die Permeabilität für K^+ und Mg^{2+}. Das Gleichgewicht ist gestört, die Zelle verliert die metabolisch lebenswichtigen Kationen. Die Metallionen fließen ab und werden durch Wasserstoffionen ersetzt.

Bei niedrigen Konzentrationen des Antimykotikums sind diese Vorgänge

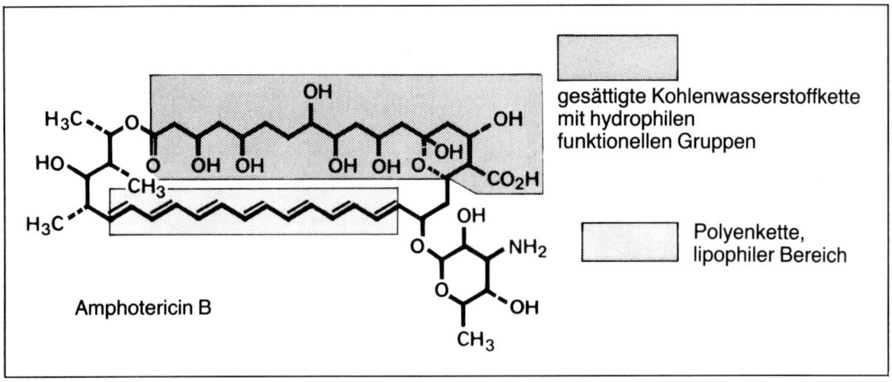

Abbildung 16: Strukturformel von Amphotericin B

noch reversibel, bei hoher Konzentration dagegen wird die Membran-ATPase völlig inaktiviert, der Energiestoffwechsel bricht zusammen und die Zelle stirbt ab (Abb. 17, 18).

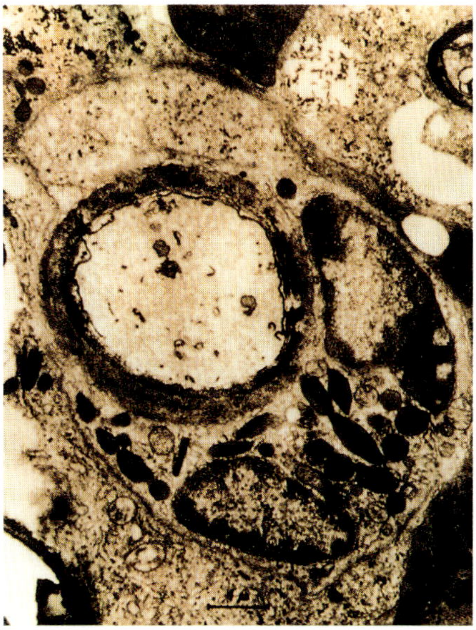

Abbildung 17: Elektronenmikroskopische Aufnahme (20000 x) eines eosinophilen Granulozyten der Niere einer mit Candida albicans infizierten Maus, die mit Amphotericin B behandelt wurde. Deutlich sichtbar die durch Amphotericin B zerstörte Zytoplasmamembran des Candida-albicans-Blastosporen [MÜLLER, 1987]

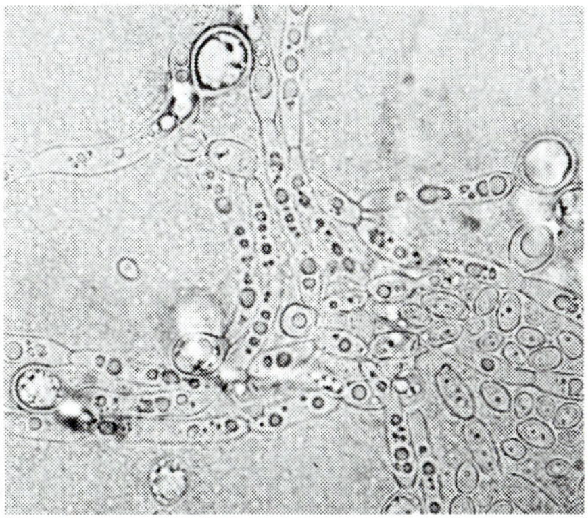

Abbildung 18: Pseudomyzel und Chlamydosporen von Candida albicans, durch Amphotericin B zerstört. Beweis der fungiziden Wirkung [RIETH, 1987]

Keine Resistenzprobleme mit Amphotericin B

Die Empfindlichkeit der verschiedenen Pilzpopulationen gegenüber Amphotericin B ist nach wie vor gut. Dr. HEIDE DERMOUMI, Essen, untersuchte von August 1986 bis Juli 1987 insgesamt 1834 Stämme, überwiegend C. albicans (1157), gefolgt von C. glabrata (288) und C. tropicalis (109). Die Pilze stammten u. a. aus Mund- und Rachenflüssigkeit, Stuhl, Urin, Genitalabstrichen, Bronchial- und Trachialsekret, Wundabstrichen, Dialysaten und Tränenflüssigkeit, Katheterspitzen, Punktaten, Blutkulturen und Ohrabstrichen von Patienten mit chronischer Otitis media.

Die klinisch wichtigsten Pilze wurden aus Mund und Rachen isoliert. Es fällt auf, daß zunehmend häufiger Pilze in Blutkulturen nachzuweisen sind, bemerkte Frau DERMOUMI.

Für die Routinebestimmungen wurde der Blättchen-Diffusionstest eingesetzt; Pilze aus Blutkulturen wurden grundsätzlich zusätzlich per Makrodilutionstest erfaßt. Die nach den beiden Methoden gewonnenen Zahlen stimmten gut überein. Die Ergebnisse der wichtigsten Pilzspezies zeigt Tabelle 5.

Von 1978 bis 1981 hatte man in Essen eine vergleichbare Studie durchgeführt. Der Anteil resistenter Stämme von C. pseudotropicalis, C. parapsilosis und C. krusei hat sich in den letzten zehn Jahren nicht verändert, der Anteil resistenter C.-glabrata- und C.-albicans-Stämme dagegen um etwa den Faktor 10 – von 0,9 auf 9 %, bzw. 0,1 auf 1 %, von C. tropicalis von 1,8 auf 7 %.

Im Vergleich zu Imidazol-Präparaten und Nystatin erwies sich Amphotericin B

Tabelle 5: Routinemäßige Resistenzbestimmungen gegenüber Amphotericin B (1.8.86 bis 31.7.87) [DERMOUMI, 1987]

Pilzspezies	Anzahl der Stämme	empfindlich	mäßig empfindlich	resistent
C. albicans	1157	1146	11	0
C. tropicalis	109	101	7	1
C. pseudotropicalis	45	21	24	1
C. krusei	98	56	42	0
C. parapsilosis	37	30	7	0
C. glabrata	288	262	24	2
A. fumigatus	16	12	4	0

Der Wunsch nach Resistenzprüfungen von Pilzen ist laut Prof. LUISE KREMPL-LAMPRECHT, München, (Pilzdialog **3**, S. 41, 1985) anders als bei Bakterien insofern überflüssig, als Bakterien (Prokaryonten) und Hefen (Eukaryonten) in ihrer Zellorganisation völlig verschieden sind. Die rasche Entwicklung unempfindlicher Bakterienstämme ist Ausdruck der sog. infektiösen Resistenz, die über extrachromosomale Plasmide relativ leicht von einer auf die andere Bakterienpopulation übertragen wird. Diese Art der Übermittlung gibt es bei Hefen nicht. Man kann damit rechnen, daß eine einmal eruierte Empfindlichkeit eines Hefepilzes über längere Zeit erhalten bleibt. Erst wenn Therapieversager auftreten, ist eine Kontrolle angezeigt.

Mutationsbedingte Resistenzen eines Hefestammes können vorkommen. Sie hängen aber vor allem vom Angriffsort des jeweiligen Antimykotikums ab. Polyene oder Imidazol-Derivate erhöhen, wie die Erfahrung der letzten zwei Jahrzehnte zeigt, die natürliche Mutationsrate nicht. Die angebliche „Resistenz“ ist meist auf eine mangelhafte Bioverfügbarkeit des Antimykotikums am betreffenden Infektionsort zurückzuführen.

Für 5-Flucytosin gelten diese Ausführungen nicht. Dessen struktureller Aufbau entspricht einem DNS-Baustein, so daß sekundäre Resistenzen auftreten können, die sich in vitro erfassen lassen.

Völlig unempfindliche Hefestämme gegenüber Polyenen oder Imidazol-Derivaten hat Frau KREMPL-LAMPRECHT in den letzten 20 Jahren nicht gefunden. Hefen mit *schwächerer* Empfindlichkeit gegenüber Polyenen, die erst durch Konzentrationen über der normalen MHK erfaßt wurden, in maximal 5 bis 10%.

Stämme mit relativ schwach ausgeprägter Empfindlichkeit gegenüber Imidazolen wurden häufiger beobachtet: in 25 bis 30%.

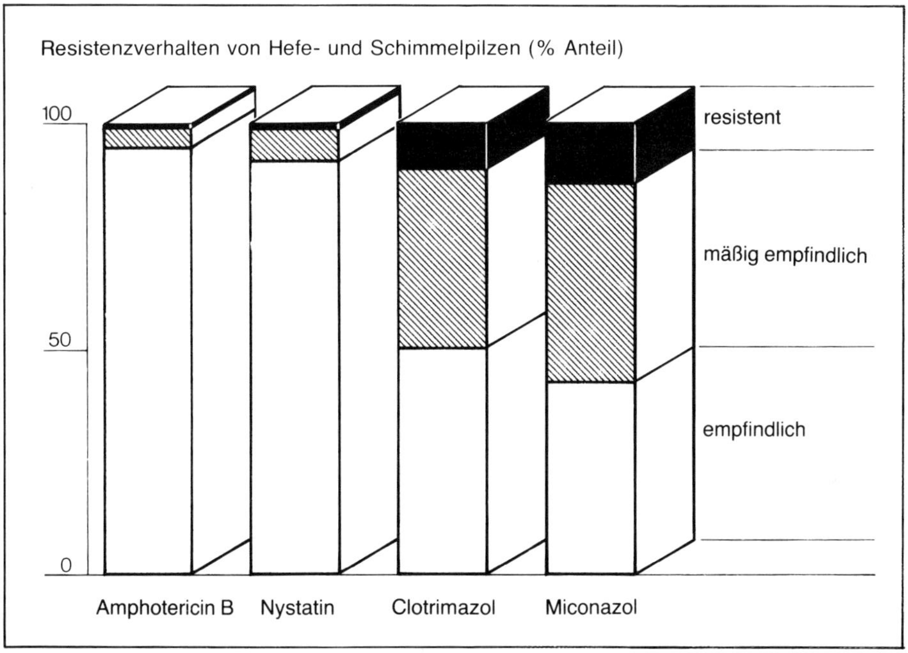

Abbildung 19: Routinemäßige Resistenzuntersuchung im Blättchen-Diffusionstest gegenüber Amphotericin B, Nystatin, Clotrimazol und Miconazol bei 2024 Pilzstämmen (Hefe-und Schimmelpilze). Darunter entfielen auf C. albicans 1264 Stämme, C. tropicalis 163 Stämme, C. krusei 122 Stämme, C. glabrata 232 Stämme, Aspergillus fumigatus 37 Stämme [nach DERMOUMI, Mykosen **25**, S. 109, 1982]

als das wirkstärkste Antimykotikum in bezug auf die Resistenzsituation (Abb. 19).

Die weniger sensiblen Candida-Spezies stammten alle von Leukämiepatienten, die langfristig mit Amphotericin B, aber auch anderen Polyen-Antimykotika (Nystatin und Natamycin) behandelt worden waren. Die leichte Veränderung der Sensibilisierung betraf alle drei Polyen-Antimykotika. Dies gilt aber nur für C. albicans, C. glabrata und C. tropicalis, für die anderen Arten nicht.

Die Schlußfolgerung von Frau DERMOUMI:

- Obwohl eine gewisse Verschlechterung der Empfindlichkeit gegenüber Polyen-Antimykotika festzustellen ist, ist dies keineswegs dramatisch.

In der Praxis, so Prof. JOHANNES MÜLLER, Freiburg, kann man, selbst wenn sich im Labor Resistenzen nachweisen lassen, davon ausgehen, daß es in den Situationen, in denen topisch (äußerlich wie auch innerlich) behandelt werden muß, praktisch keine resistenten Stämme gibt. Die nachgewiesenen Resistenzen sind nur laborintern und von wissenschaftlichem Interesse.

Eine Behandlung, die nicht anschlägt, hat meist nichts mit einer Resistenz gegen das Antimykotikum zu tun, die Ursache ist vielmehr, daß Amphotericin B nicht dort hinkommt, wo die Pilze wirklich sitzen, z. B. zwischen die Zotten. Damit das Medikament in Normaldosierung in die Zwischenräume gelangt, sollte der Dünndarm ausgeweitet werden. Dies kann geschehen, indem der Patient Pflanzenfasern – z. B. Sauerkraut oder andere Gemüse, Spinat oder Wurzelgemüse, zu sich nimmt. Das ist wie eine Wunderheilung meinte Prof. HANS RIETH, Hamburg: Schon nach wenigen Tagen ist der Stuhl frei von Pilzen.

Resistenzbestimmungen oder nicht?

Daß die Resistenz von Hefen gegenüber Amphotericin B klinisch ohne Bedeutung ist, darüber bestand Einigkeit im Panel; der Stellenwert der Resistenzbestimmungen wurde allerdings kontrovers diskutiert.

Prof. HANS RIETH, Hamburg, hält die willkürliche Resistenzbestimmung für den niedergelassenen Allgemeinarzt für praxis-irrelevant und zu aufwendig. Er richtet die Dosis nicht nach experimentell ermittelten Hemmkonzentrationen, sondern vor allem nach dem klinischen Bild. Die theoretische „Dosisfindung" würde auch dadurch erschwert, daß man die Konzentrationen von Amphotericin B in dem Bereich der Schleimhaut, in dem die Pilze sitzen, im allgemeinen nicht kennt.

PD HANS-CHRISTIAN KORTING, München, hielt dem allerdings entgegen, es sei schon wichtig, die minimalen Hemmkonzentrationen in vitro zu bestimmen, damit man zumindest einen Anhaltspunkt dafür hat, ob man sofort relativ hoch oder eher niedrig dosieren soll. Die Bestimmung der minimalen Hemmkonzentration ist laut KORTING jedoch nur für Klinikpatienten von Bedeutung.

Dr. WOLFGANG FEGELER, Münster, behandelt unabhängig von der Keimzahl. Denn so lange die Komplikationen, die aus Pilzinfektionen entstehen können, so schlecht handhabbar sind und ein so hohes Risiko haben, kann man nicht die Keimzahl zugrundelegen, zumal die Pilze eine Anzüchtungsphase haben. Wenn, so FEGELER, bei Risikopatienten Hefen nachzuweisen sind, werden sie beseitigt. Er wies darauf hin, daß es wichtig ist, daß Mund-, Stuhl- und Analabstrich am gleichen Tage gemacht werden. Man kann dann den Erfolg einer Frühtherapie oder einer Prophylaxe sehr schön sehen, wenn man vergleicht, wie hoch der Anteil ist, der im Mundabstrich negativ und im Analabstrich positiv ist.

RIETH wies in diesem Zusammenhang darauf hin, daß Stuhlportionen mykologisch oft falsch abgenommen werden. Die Pilze sind nesterweise verstreut, nicht wie Bakterien gleichmäßig verteilt. Wenn die Stuhlprobe wie üblich nur von einer Stelle abgenommen wird, findet man oft nur einen Teil der tatsächlich vorhandenen Pilze. Entscheidend für eine aussagekräftige Analyse ist eine gute Mischung aus ein und demselben Stuhl.

Amphotericin B wird praktisch nicht resorbiert

Nach langfristiger oraler Therapie mit Amphotericin B (2,4 g/d über 100 Tage) fand Dr. DIETRICH FRIES, Tübingen, in seinem Patientengut (n = 20, meist Tumor- oder Leukämiepatienten) Plasmaspiegel zwischen 0 und 350 ng/ml. Die Resorptionsquote beträgt somit maximal 1 %. Diese Zahlen decken sich mit den Ergebnissen anderer Autoren (HALDE et al.: J. Invest. Dermat. **28**, S. 217, 1957; KRAVETZ et al.: New Engl. J. Med. **265**, S. 83, 1961 u. a.), die nach Applikation von 2 bis 10 g Amphotericin B pro Tag Plasmaspiegel von 40 bis 210 ng/ml maßen.

In einer Untersuchung von HOFSTRA et al. (Infection **10**, S. 31, 1982) an zehn gesunden Probanden, die über fünf Tage oral Amphotericin-B-Tabletten (1 g/d) erhielten, ließ sich das Antimykotikum im Blut nicht nachweisen; auch nicht bei zwei Probanden, die anschließend eine weitere Woche die doppelte Dosis Amphotericin-B-Tabletten (2 g/d) eingenommen hatten.

Eine weitere Studie von ALBAN et al. (Curr. Ther. Res. **12**, S. 479, 1970) zeigte, daß auch bei kranken Kleinkindern (n = 63), die mit Amphotericin B behandelt werden müssen, nicht mit systemischen Begleiteffekten zu rechnen ist. In den Blutspiegeln der kleinen Patienten, die wegen Mundsoors zwei Wochen lang Ampho-Moronal®-Suspension erhalten hatten (4 × 100 mg/d) waren die gemessenen Serumkonzentrationen im unteren Nachweisbereich. Trotzdem reagierten 86 %, so ALBAN et al., exzellent auf die Behandlung.

Die Resorptionsquote von Amphotericin B aus Lutschtabletten scheint relativ höher zu sein.

CHING et al. maßen nach Applikation von 3 × 10 mg/d Plasmaspiegel von 57 ± 26 ng/ml und nach Applikation von 4 × 10 mg/d

Abbildung 20: Mittlere Konzentrationen von Amphotericin B in Stuhlproben von zehn gesunden Erwachsenen während oraler Applikation des Antimykotikums [nach HOFSTRA, 1982]

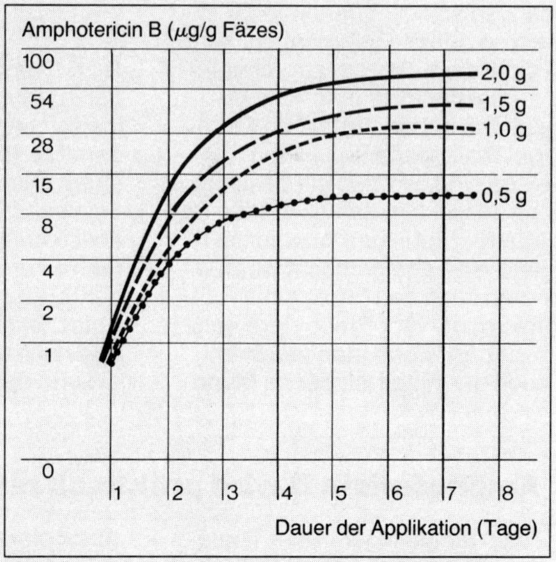

Plasmaspiegel von 92±45 ng/ml. Die Bioverfügbarkeit betrug somit etwa 8 %.

Wahrscheinlich hängt dies damit zusammen, daß die Lutschtabletten, anders als die Suspension oder Tabletten, die direkt geschluckt werden, ungefähr 15 min im Mund verweilen und der Wirkstoff auch durch die mechanische Reizung von der Mundschleimhaut offenbar besser resorbiert wird als von der Magenmukosa.

Wirksame Konzentrationen im Stuhl

Amphotericin B durchwandert nach oraler Gabe weitgehend unverändert den Gastrointestinaltrakt. In der Studie von HOFSTRA wurden nach Dosen von 1,5 bis 2 g Amphotericin B pro Tag in 95 % bzw. 100 % der Stuhlproben meßbare Amphotericin-B-Konzentrationen erzielt, die weit über der minimalen Hemmkonzentration (MHK) lagen (Abb. 20).

Therapie von Mykosen im Oro-Gastrointestinaltrakt und Genitalbereich

Wie bereits mehrfach erwähnt, ist der Oro-Gastrointestinaltrakt Hauptansiedlungsort der Hefepilze. Dermatophyten werden im Digestionstrakt nicht vorgefunden. Die mehr oder weniger pathogenen bzw. fakultativ pathogenen Hefen treten mit dem Organismus in Kontakt und je nach ihrer enzymatischen Ausstattung (Proteinasen, Lipasen) und anderen Pathogenitätsfaktoren haben sie die Chance, virulent zu werden oder nicht, faßte Frau Dr. IRENE KAUFMANN, Köln, noch einmal zusammen (s. a. Pilzdialog **4**, S. 45, 1984).

Eine Reihe prädisponierender Faktoren (Tab. 6) sind mitentscheidend, ob eine Infektion ausbrechen kann oder nicht. Um die Diagnose zu sichern, sind kulturelle und mikroskopische Untersuchungen von Schuppenmaterial, Eiter, Speichel, Sputum und/oder Blut notwendig. Bei Mykosen der Mund-, Genital- und Analschleimhaut sind zusätzliche Stuhlkulturen erforderlich, um sekundäre Infektionsherde auszuschließen.

Typische Veränderungen der Mundschleimhaut

Hefen besiedeln vorzugsweise die Mundschleimhaut, vor allem bei älteren Leuten, die zudem Gebißträger sind (Tab. 7). Sehr häufig beobachtet man Karies-Ekzeme, die überwiegend durch C. albicans ausgelöst werden (Tab. 8). Infektions- bzw. Rezidivherd

Tabelle 6: Prädisponierende Faktoren für Infektionen mit C. albicans [KAUFMANN, 1987]

genetische Veränderungen

- DOWNsyndrom
- Acrodermatitis enteropathica
- chronische mukokutane Candidose
- Autoimmunerkrankungen
- isolierter IgA-Mangel
- verminderte zelluläre Immunität

physiologische Veränderungen

- Kindheit (akute pseudomembranöse Candidose)
- Schwangerschaft
- Menstruation

erworbene Faktoren

- HIV-III-Infekt
- Diabetes mellitus
- Alkoholismus
- Hypothyreose
- ADDISONsche Erkrankung
- maligne Tumoren
- Lymphome, Leukämie
- Anämie
- Mangelernährung
- Cortisontherapie
- immunsuppressive Therapie
- antibakterielle Therapie
- chirurgische Eingriffe
- Intensivpflegemaßnahmen

sind oft mit C. albicans kontaminierte Zahnbürsten (Tab. 9).

Eine systemische Candidose entwikkelt sich übrigens fast ausschließlich bei Patienten, deren Mundschleimhaut bereits vorher mit den Pilzen befallen war. Daran sollte man immer denken.

Tabelle 7: Hefebefall der Mundschleimhaut (103 Patienten) [nach Th. FRONZEK, 1984, KAUFMANN, 1987]

Alter (Jahre)	Hefebefall (%)
1 bis 20	66,7
21 bis 40	65,1
41 bis 60	61,9
61 bis 80	91,7
81 bis 100	93,3

Tabelle 8: Hefeflora kariöser Zähne (246 Patienten) [nach KOCH et al., 1980, KAUFMANN, 1987]

Spezies	Befall (n)
C. albicans	115
C. tropicalis	5
C. krusei	2
C. pseudotropicalis	1
C. glabrata u. famata	24
Trichosporon cutaneum	22
Rhodotorula rubra	2
Saccharomyces cerevisiae	6

Tabelle 9: Hefebefall der Zahnbürsten (103 Patienten) [nach Th. FRONZEK, 1984, KAUFMANN, 1987]

Alter (Jahre)	Hefebefall (%)
1 bis 20	33,3
21 bis 40	16,3
41 bis 60	28,6
61 bis 80	91,7
81 bis 100	73,3

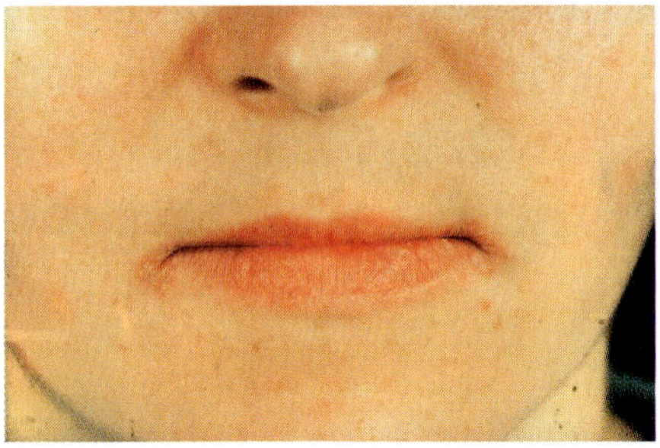

Abbildung 21: Perlèche oder Cheilitis angularis mycotica einer mit Candida albicans infizierten Patientin [KAUFMANN, 1987]

Äußerlich sichtbare Mykosen sind die *Perlèche* oder *Cheilitis angularis mycotica* (Abb. 21). Typisch sind eine Mazeration sowie Rhagaden der Mundwinkel, die teilweise mit feinlamellären Schuppen und Krusten bedeckt sind. Sie entstehen bevorzugt infolge anatomischer Besonderheiten oder infolge von Speichelfluß, Kokken- oder Herpes-Virus-Infektionen bzw. Stoffwechselerkrankungen wie Diabetes mellitus, Eisenmangel, megalozytäre Anämie oder Ariboflavinose. Bei einem solchen Befund wie auch bei Cheilitis mycotica (s. u.) muß intensiv die Mundschleimhaut untersucht werden, denn mit Sicherheit enthält der Speichel Pilze.

Als *Cheilitis mycotica* (Abb. 22) bezeichnet man die akute, erosive Form der Cheilitis. Man findete rote Erosionen, eine Schuppung und Hyperkeratosen im Bereich der Unterlippe oder auch pseudomembranöse Beläge der Mundschleimhaut, die sich auf die Lippen ausdehnen.

Typisch für die *akuten pseudomembranösen oralen Candidosen* sind die abstreifbaren Beläge. Man beobachtet sie vor allem beim Kleinkind nach der Geburt – oftmals durch die vaginale Pilzbesiedlung der Mutter verursacht – sowie nach HIV-Infektionen.

Klinisch imponieren cremig weiße pseudomembranöse Beläge, die beim Abstreifen eine gerötete Oberfläche hinterlassen.

Die *atrophische orale Candidose* – meist ist auch die Zunge betroffen – ist sehr schmerzhaft. Sie tritt häufig nach einer Therapie mit antibakteriellen Antibiotika auf.

Bei den *chronischen Formen* unterscheidet man die chronische hyperplastische orale Candidose, die mediale rhomboidale Glossitis (die als Sonderform der hyperplastischen Candidose angesehen wird) und die chronisch atrophische Candidose (die hauptsächlich bei Gebißträgern auch eine Cheilitis mit einschließt).

Pilze im Genitalbereich

Pilzbesiedlungen in Genital- und Analschleimhaut führen zu Vulvovaginitis mycotica, Balanitis mycotica, perianalen und skrotalen Mykosen sowie zu Windeldermatitiden.

Bei *Vulvovaginitis mycotica* sieht man im Bereich der Vagina und an der Haut der Vulva ein Erythem sowie weiße, abstreifbare Beläge. Die Frauen klagen über Brennen, Juckreiz und/oder weißlich cremigen Ausfluß. Die großen und kleinen Labien sowie die Inguinalregion können mitbefallen sein. z.T. in Form von Follikulitiden.

Auch die *Balanitis mycotica* (Abb. 23) verursacht Juckreiz und Brennen. Im Bereich der Glans penis und der äußeren Vorhautblätter finden sich kleine weiße Papeln und Pusteln sowie einzelne Erosionen.

Die perianale und skrotale Mykose kann isoliert auftreten, aber auch gleichzeitig mit Pilzinfektionen in der Genitalregion. Typisch sind Rötung

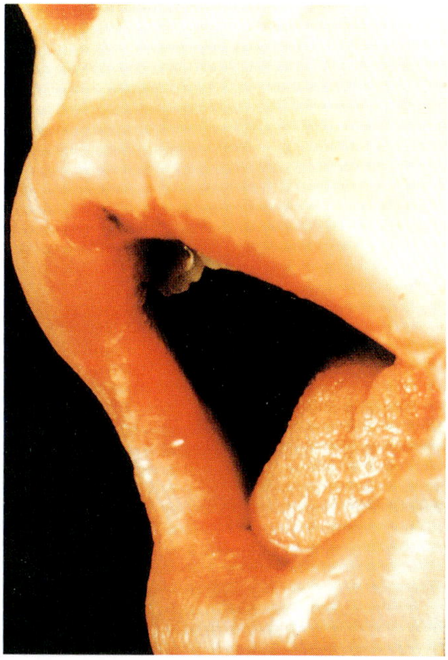

Abbildung 22: Akute Cheilitis mycotica einer mit Candida albicans infizierten Patientin [Kaufmann, 1987]

und Mazeration, teilweise über die gesamte Rima ani und eine leichte Schuppung, häufig verbunden mit Psoriasis.

Bei *Windeldermatitis* (Abb. 24) finden sich neben Mazeration und Rötung der Haut im Bereich von Gesäß und Genitalien flächenhafte Erosionen sowie subkorneale Pusteln mit Satellitenpusteln.

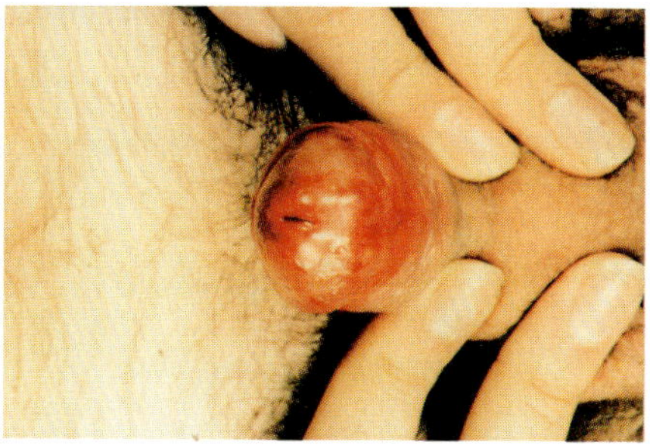

Abbildung 23: Balanitis nach Infektion mit Candida albicans [Kaufmann, 1987]

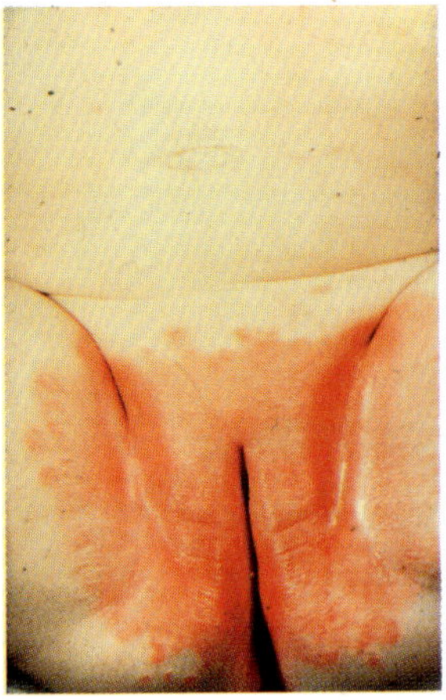

Abb. 24: Windeldermatitis nach Infektion mit Candida albicans [KAUFMANN, 1987]

Therapie mit Amphotericin B

Sehr geeignet zur Therapie gastrointestinaler Mykosen ist Ampho-Moronal®, dessen Spektrum natürlich nicht nur Hefepilze, sondern auch pathogene Schimmelpilze einschließt. Ampho-Moronal® liegt in verschiedenen Darreichungsformen vor. Bei Mykosen des Oro-Gastrointestinaltrakts werden die Ampho-Moronal®-Lutschtabletten, Suspension und Tabletten eingesetzt (Tab. 10) und zur äußerlichen Anwendung im Genitalbereich Salbe und Creme.

Oral ausgezeichnet verträglich

Wie Frau KAUFMANN betonte, provoziert Ampho-Moronal® bei oraler Anwendung kaum Nebeneffekte. Sie verwendet das Antimykotikum seit Jahren. „Der Sensibilisierungsgrad scheint gering zu sein – ab und zu eine Austrocknung der Haut oder ein Brennen auf der Haut."

Einigkeit bestand, daß oral eingenommenes Amphotericin B sehr gut vertragen wird. Auch mit hohen Dosen gibt es nie Probleme in bezug auf eine eventuelle Nephrotoxizität. Wie Prof. OTTO BRAUN-FALCO betonte, wird Ampho-Moronal®, oral appliziert, auch in München zur Behandlung enteraler Candidosen gerne eingesetzt. Er hält

Tabelle 10: Therapie oraler Candidosen mit Ampho-Moronal® [nach KAUFMANN, 1987]

Anwendungsform	Tagesdosis
Lutschtabletten	viermal 1 Lutschtablette à 10 mg
Suspension	viermal 1 ml Suspension à 100 mg
Tabletten	viermal 1–2 Tabletten à 100 mg

Blähbauch durch Hefen verursacht

Die Stuhlkulturen von 118 Patienten mit Flatulenz wurden auf Hefen überprüft. In 94 Fällen war der Befund positiv. Diese Patienten wurden über drei Wochen mit Ampho-Moronal® behandelt. Danach waren 91,2 % von ihnen vom Meteorismus befreit.

Therapieschema (Tagesdosierung)

	1. Woche	2. Woche	3. Woche
Ampho-Moronal® Tabletten	3 bis 4	2 bis 3	1 bis 2
Ampho-Moronal® Lutschtabletten	5	4	4

[TAUSCHNITZ, K.: Tempo Medical **22**, S. 3, 1983]

Pflanzenfasern unterstützen eine erfolgreiche Pilztherapie im Intestinaltrakt

Wie Prof. HANS RIETH, Hamburg, betonte, ist eine Therapie mit Ampho-Moronal® nur dann erfolgreich, wenn alle Hefenester zwischen den Zotten des Dünndarms oder in den Haustren des Dickdarms, gelegentlich in den Divertikeln, von dem Wirkstoff erfaßt werden. Die Hefen in den unteren Darmabschnitten können jedoch nur dann abgetötet werden, wenn ausreichende Mengen des Antimykotikums dorthin gelangen.

Durch Zufuhr von Pflanzenfasern wird der Dünndarm ausgeweitet. Alle Gemüse und Salate können auch in stark zerkleinerter Form gegeben werden. Mehrmals täglich zugeführt, ist die ausräumende Wirkung der Pflanzenfasern besonders eindrucksvoll. Auf diese Weise kommen die peroral gegebenen Antimykotika rascher an die Hefenester.

Die Dauer dieser strengen Kost hängt von dem Ausmaß der Pilzbesiedlung des Intestinaltraktes ab. Ein bis zwei Wochen sind ein guter Anfang, dann einige Wochen abgemildert mit Einlage von ein bis zwei Tagen pro Woche, an denen es wieder strenger zugeht.

Auf diese Weise werden nicht nur die Pilze reduziert, sondern bei Übergewichtigen manches unerwünschte Polster.

Anti-Pilz-Diät gegen pathogene Hefen im Intestinaltrakt

Hefen – wie alle Pilze – brauchen eine organische Kohlenstoffquelle, da sie nicht fähig sind, aus Kohlendioxyd und Wasser Kohlenhydrate aufzubauen.

Am leichtesten zugänglich ist der organische Kohlenstoff in einfachen Zuckern, wie Trauben- und Fruchtzucker. Je mehr Zucker den Hefen zur Verfügung steht, umso besser gedeihen sie. In einer einzigen Nacht können sie sich mehrmals verdoppeln. Bei zehn Verdoppelungen sind aus 10^3 Zellen bereits 10^6 Zellen entstanden, zu viel, wenn es pathogene Hefen sind.

Die erste Maßnahme besteht also darin, den Hefen leicht verwertbare Kohlenhydrate wie Traubenzucker, Fruchtzucker, Rohr- und Rübenzucker, Malzzucker, Honig, Süßigkeiten aller Art, Schokolade, rohes und gekochtes Obst, Obstsäfte, gesüßte Getränke, Mehlspeisen, Reis, Pudding, feine Backwaren, Gelee und Marmelade zu entziehen. Gemüse und grüne Salate, Milchprodukte, Eierspeisen und Fleischgerichte bieten genügend Möglichkeiten, das jeweilige Krankheitsbild zu berücksichtigen. Die darin enthaltenen Kohlenhydrate reichen aus, um den Bedarf zu decken.

vor Beginn einer solchen Therapie Voruntersuchungen von Niere und Leber nicht für notwendig.

Auch Prof. HANS RIETH, Hamburg, stimmte dem zu: „Wir verordnen viel oral zu nehmendes Ampho-Moronal® und sehen niemals Nebenwirkungen, die stören." Es wirkt so wenig nephrotoxisch, daß es sogar Patienten mit Dysfunktionen an Niere und Leber verabreicht werden kann.

RIETH vermutet, daß bei Patienten, die über Mißempfindungen im Darm klagen, dies auf Zerfallsprodukte der von Amphotericin B zerstörten Hefezellen zurückzuführen ist. Wenn man die Dosis von Amphotericin B nicht verändert, verschwinden die Beschwerden innerhalb weniger Tage.

Was tun bei Rezidiven?

Rezidive, so RIETH, sind vor allem bei ambulanten Patienten häufig, da die Compliance mit zunehmender Behandlungsdauer abnimmt. In der Klinik hängt es vom Stationsarzt und von den Schwestern ab, ob die Behandlung richtig durchgeführt wird. Nur wenn das gesamte Team sehr gewissenhaft arbeitet, lassen sich die Rezidive auf viele Monate oder sogar Jahre hinausschieben. Wenn die Angehörigen und der Patient selbst begriffen haben, daß bei guter Mitarbeit ein Erfolg erzielt werden kann, leben die Patienten jahrelang ohne ein Rezidiv. Man muß die Pilzbesiedlung so niedrig halten, daß keine klinischen Manifestationen in Erscheinung treten können.

Die Ampho-Moronal®-Palette für Oro-Gastrointestinalmykosen

Präparat	Zusammensetzung	Indikation	Dosierung
Ampho-Moronal® Tabletten	pro Tablette 100 mg Amphotericin B	intestinale Hefemykosen insbes. während Therapie mit Medikamenten, die das Hefewachstum im Magen-Darmtrakt fördern (z. B. Corticoide, Antibiotika)	Prophylaxe: 2 × 1/d nach den Mahlzeiten (für 2 Wochen) Therapie: 4 × 1/d nach den Mahlzeiten (für 2 Wochen)
Ampho-Moronal® Suspension	pro ml Suspension 100 mg Amphotericin B	Soorinfektionen von Mundhöhle, Zunge, Lippen, Rachen; sekundär mit C. albicans infizierte unspezifische Mundschleimhauterkrankungen (Stomatitis, Gingivitis, Dekubitalgeschwüre infolge von Prothesen, Mundwinkelerosionen) besonders geeignet für Säuglinge, Kleinkinder und schluckbehinderte Patienten	4 × 1 ml/d nach den Mahlzeiten in die Mundhöhle träufeln (für 2 Wochen)
Ampho-Moronal® Lutschtabletten	pro Lutschtablette 10 mg Amphotericin B	wie Ampho-Moronal®-Suspension	4 × 1/d nach den Mahlzeiten (für 1 bis 2 Wochen)

Adäquate Therapie senkt Letalität von Hochrisikopatienten

Patienten mit hämatologisch-onkologischen Erkrankungen besonders gefährdet

Es genügt nicht, die Pilzinfektionen isoliert zu behandeln. Nur wenn auch die prädisponierenden Faktoren möglichst vermieden werden, kann man mit einem Therapieerfolg rechnen, betonte Dr. WOLFGANG FEGELER, Münster.

Hochrisikopatienten sind Intensivpatienten und Tumorkranke. Hier hat sich in den letzten Jahren viel verändert: vor zehn Jahren betrug die Langzeitremission oder Heilungsrate von Kindern mit Morbus HODGKIN 36 %, heute erreicht man 90 % (Tab. 11). Grund ist u. a., daß die Pilzinfektionen eingedämmt werden konnten, obwohl vor rund zehn Jahren die Aplasiephasen etwa drei Tage dauerten, heute dagegen zwei bis drei Wochen – Perioden, in denen die Patienten maximal gefährdet sind. „Wenn man die Patienten über die fünf Jahre hinweg durch die Therapiephase bekommt und nicht vorher Infektionen zum letalen Ende führen, steigen die Überlebenschancen deutlich an."

Tabelle 11: Erreichbare Heilungsraten von Malignomen im Kindesalter [FEGELER, 1987]

Morbus HODGKIN	90 %
Nephroblastom	75 %
akute lymphatische Leukämie	70 %
Non-HODGKIN-Lymphom	70 %
Rhabdomyosarkom	55 %
Osteosarkom	50 %
EWING-Sarkom	50 %
akute myeloische Leukämie	35 %
Neuroblastom	35 %
Medullablastom	30 %

Hochgefährdet sind Leukämiepatienten. Candida-Infektionen sind zwar relativ selten (4,1 %), aber die Letalität ist hoch, 80 % (Tab. 12). Übertragen werden die Pilze vor allem durch Schmierinfektionen: vom Patienten selbst oder seiner nicht-pilzfreien Umwelt.

Bei Organinfektionen sind systemisch wirkende Antimykotika notwendig

Zur Therapie von Patienten, die vital bedroht sind, kommen nur systemisch

Erreger	Anteil (%)	Letalität (%)
grampositive Bakterien	3,6	16
gramnegative Bakterien	50,6	37
Candida-Spezies	4,1	83

Tabelle 12: Schwere Infektionen bei Leukämiepatienten. 494 Patienten, 859 Infektionen [nach BODEY, 1978, FEGELER, 1987]

wirksame Antimykotika in Betracht: Amphotericin B, allein oder in Kombination mit 5-Flucytosin, oder Imidazol-Derivate.

Entscheidend für den Behandlungserfolg ist, daß die Konzentrationen des betreffenden Antimykotikums hoch genug gewählt werden. Abbildung 25 zeigt die kritischen minimalen Hemmkonzentrationen (MHK).

Wenn das Antimykotikum wirksam werden soll, muß die minimale Hemmkonzentration der betreffenden Pilze geringer sein. Liegt sie über diesen kritischen Werten, ist der Effekt unsicher.

Das am häufigsten und weltweit eingesetzte Therapieschema für Patienten mit Organmykosen ist heute ohne Zweifel die systemische Applikation von Amphotericin B kombiniert mit 5-Flucytosin.

Amphotericin B systemisch – niedrig dosieren

Bei systemischer Gabe von Amphotericin B kann es zu unerwünschten Begleiteffekten kommen: Phlebitis, Fieber und Schüttelfrost, Thrombozytopenie, anaphylaktischen Reaktionen, Flush und Anämie; auch an die Nephrotoxizität muß gedacht werden. Renale Schädigungen lassen sich vermeiden, wenn im Wechsel mit der intravenösen Infusion von Amphotericin B Kochsalz-Infusionen verabreicht werden oder simultan 5-Flucytosin, das als Präparation in NaCl-Lösung vorliegt. Ein zusätzlicher Vorteil ist, daß man bei Kombination mit 5-Flucytosin Amphotericin B niedriger dosieren kann.

Nach Literaturangaben, so Frau Dr. IRENE KAUFMANN, Köln, läßt sich der K^+- wie auch der Proteinverlust des

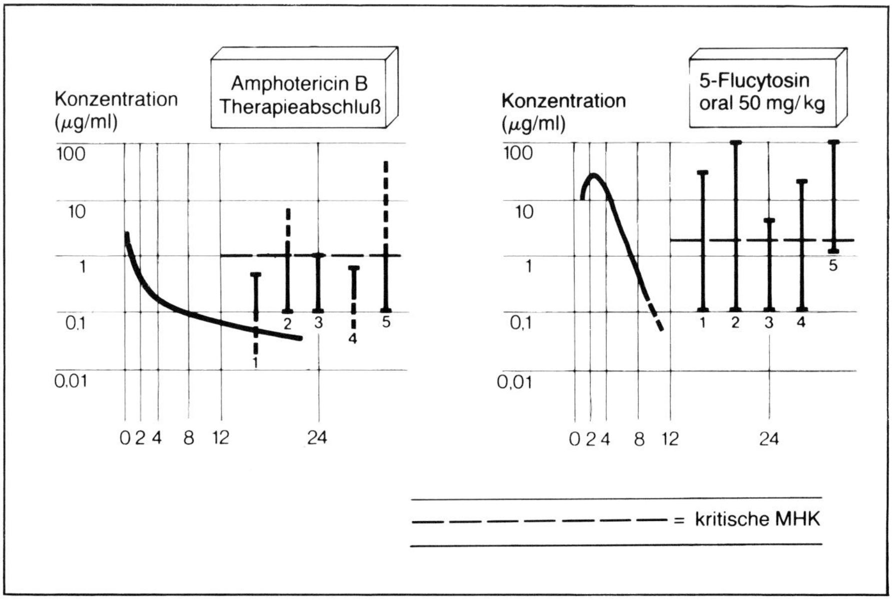

Abbildung 25: Empfindlichkeit verschiedener Pilzstämme gegenüber Amphotericin B und 5-Flucytosin 1 = C. albicans, 2 = Candida-Spezies, 3 = C. glabrata, 4 = Cryptococcus neoformans, 5 = Aspergillus-Spezies. MHK = minimale Hemmkonzentration [FEGELER, 1987]

Organismus bei intravenöser Applikation von Amphotericin B reduzieren, wenn es nicht in einmaliger hoher Dosis, sondern fraktioniert verabreicht wird.

Wie entstehen generalisierte Pilzkomplikationen?

Abstriche im Mund zeigen, daß sich bereits in diesem Bereich „die Pilze gar nicht so unwohl fühlen"; auch die Salzsäurebarriere des Magens ist für Hefepilze durchlässig; sie wachsen selbst in diesem hyperaziden Milieu, erläuterte FEGELER. Im Dünndarm werden sie durch die Darmwand persorbiert; sie werden dort wie Stärkepartikel aufgenommen. Nach der Persorption gelangen die Hefen in das Lymphsystem (sie umgehen auf diese Weise die Leber) und anschließend in die Blutbahn. Man kann sie in den Leukozyten nachweisen, nur selten in der Blutkultur!

Das erste Organ, das über diesen endogenen Infektionsweg von den Hefen befallen wird, ist die Niere (Abb. 26); die Pilze dringen ins Glomerulum und sind dann im Urin nachweisbar.

Außen, im Mund und im gesamten Magen-Darmtrakt, in Haut, Bronchialsystem und Vaginalraum angesiedelte Pilze können hervorragend diagnostiziert werden. Sie sind mit lokal wirksamen Therapeutika eliminierbar, ohne daß toxische Nebenwirkungen wie bei systemisch wirkenden Antimykotika zu befürchten sind. Pilze in Organen nachzuweisen, ist sehr viel schwieriger; die Diagnostik ist eine Ausschlußdiagnostik.

Eine Fungämie kann bei einem Patienten mit intaktem Abwehrsystem

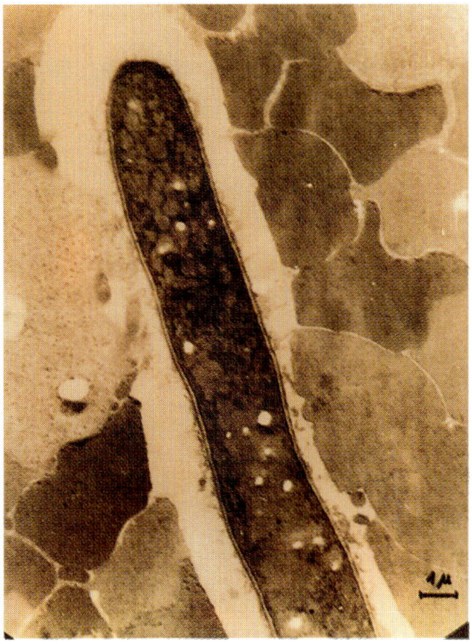

Abbildung 26: Elektronenmikroskopische Aufnahme (12500 ×) eines Candida-albicans-Filaments, das das Blutgefäß durchdringt und im Nierengewebe (Maus) eine Hämorrhagie auslöst [MÜLLER, 1987]

völlig symptomlos verlaufen. Bei Problempatienten mit reduzierter zellulärer Immunabwehr und eingeschränkter Funktion des retikuloendothelialen Systems dagegen kann sich eine Pilzsepsis entwickeln, und es entstehen Komplikationen in Leber, Lunge, Gehirn, Niere und Retina.

Grundsätzlich kann man davon ausgehen, daß bei generalisierten Mykosen ein ständiger Austausch zwischen „innen" (organische Manifestationen) und „außen" besteht (Abb. 27).

Die Konsequenz:

- Nur wenn der Organismus in äußeren Bereichen nicht mit Pilzen kontaminiert ist, sind auch innen, im Organbereich, keine Komplikationen zu erwarten. Die „außen" siedelnden Pilze müssen deshalb eliminiert werden.

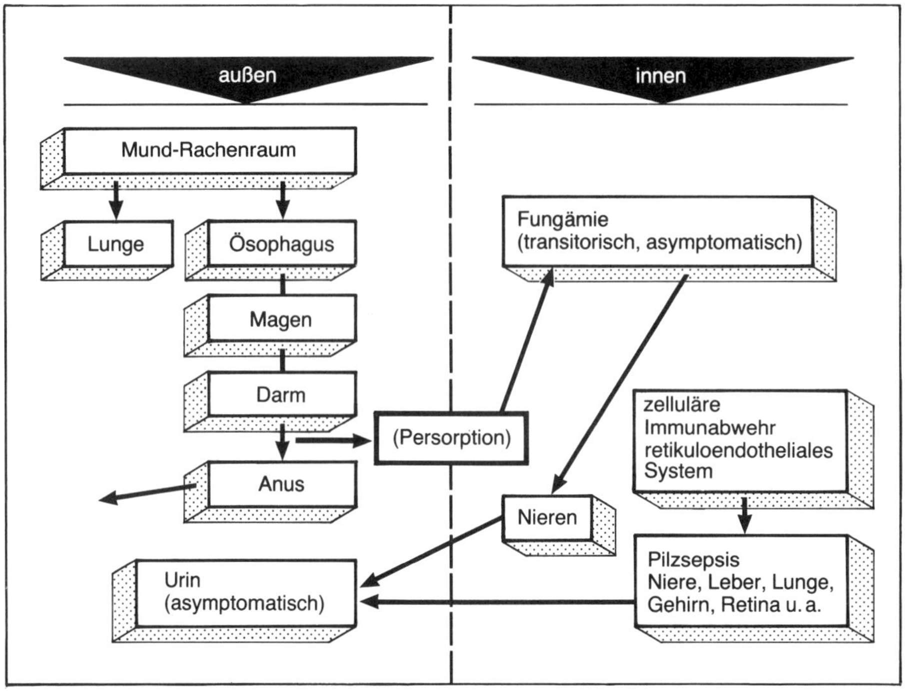

Abbildung 27: Entstehung pulmonaler und/oder generalisierter Komplikationen durch Hefen. () = kann sein [nach MEINHOF, SEELIGER, WEGMANN, SCHÖNFELD, 1982, FEGELER, 1987]

Frühdiagnostik und -therapie reduziert Pilzkomplikationen

In Münster wurden zwischen Januar und April 1987 12210 Proben aus Mundabstrichen, Trachealsekreten, Analabstrichen und Urin auf Hefebefall untersucht (Tab. 13). 62,7 % der Proben wurden bei routinemäßigen Tests, unabhängig vom klinischen Bild gewonnen (sog. „Frühdiagnostik"), 37,3 % von Patienten, deren

Tabelle 13: Mykologische Untersuchungen im Hygieneinstitut Münster (Januar bis August 1987) [FEGELER, 1987]

Herkunft der untersuchten Proben	Gesamtdiagnostik Anzahl der Proben		Frühdiagnostik Anzahl der Proben		Bedarfsdiagnostik Anzahl der Proben	
	gesamt n	Hefebefall n (%)	gesamt n (%)	Hefebefall n (%)	gesamt n (%)	Hefebefall n (%)
Gesamtabstriche	12210	3783 (30,5)	7657 (62,7)	1799 (23,5)	4553 (37,3)	1984 (43,5)
Mundabstriche	2543	943 (37,1)	1704 (67,0)	559 (32,8)	759 (33,0)	384 (50,6)
Trachealsekret	1001	426 (42,5)	675 (67,4)	210 (31,1)	326 (32,6)	216 (66,3)
Analabstriche	2092	396 (18,9)	1676 (80,1)	309 (8,4)	416 (19,9)	87 (20,9)
Urin	1685	359 (21,3)	1154 (68,5)	115 (10,0)	531 (31,5)	244 (46,0)

Antimykotische Prophylaxe lohnt sich

Man sollte bei Intensivpatienten nicht erst warten, bis eine Pilzseptikämie ausgebrochen ist und systemisch mit Antimykotika behandelt werden muß, sondern durch Prophylaxe mit oralem Amphotericin B das Erregerreservoir im Darm so weit reduzieren, daß eine Persorption der Hefen und die Entwicklung einer endogenen Mykose verhindert wird.

In Erlangen-Nürnberg wurde eine Studie an 60 schwerstkranken Patienten durchgeführt. Sie lagen mit Polytraumata, Schädel-Hirntraumen bzw. infolge großer abdomineller oder thorakaler Eingriffe auf der Intensivstation. Sie wurden alle künstlich ernährt und mit Breitbandantibiotika, zum Teil zusätzlich mit Corticoiden, behandelt.

Die Patienten wurden randomisiert und zur Hälfte oral mit Amphotericin B (5 × 200 mg/d) behandelt. Im Abstand von jeweils drei Tagen wurde eine intensive Pilzdiagnostik betrieben (3900 Kulturen, 1300 mikroskopische Untersuchungen). Nur die Ergebnisse in bezug auf C. albicans wurden ausgewertet.

Der Anteil positiver Pilzkulturen in den verschiedenen Körperregionen (Gesamtkollektiv) war erschreckend hoch – 43 %. Die Kontamination der weiteren möglichen Eintrittspforten ins Blut waren Wunden, Drains und Laschen.

Die Zahlen sprechen eindeutig dafür, daß die Präsenz von Pilzen auf Intensivstationen hoch ist und eine Prophylaxe notwendig machen. Zusätzliches Kriterium ist die hohe Anzahl positiver Trachealbefunde (28 %). Die Hälfte der Patienten wurde künstlich beatmet.

Die Aufschlüsselung der Daten am Ende der Studie ergaben:

- In der Gruppe der mit Amphotericin B Behandelten waren 33 % mit C. albicans kontaminiert, von den Nicht-Behandelten 81 %.

Zusätzliches Argument für die prophylaktischen Maßnahmen sind die geringen Kosten und das Fehlen jeder toxischen Nebenwirkung.

„Es ist an der Zeit, dem Problem der vielfach undiagnostizierten Organ- und Systemmykosen mehr Augenmerk zu widmen, denn jede Mykose ist ein wesentlicher Befund, der das Schicksal eines Patienten mitentscheidet und kein harmloses Epiphänomen".

Brandl, M., et al.: Intensivbehandlung, **9**, S. 27, 1984

klinisches Bild eine Pilzinfektion vermuten ließ (sog. „Bedarfsdiagnostik").

Das Ergebnis war eindeutig. Auch bei Frühdiagnostik zeigte sich bereits eine hohe Inzidenz von Pilzinfektionen. Etwa halb so viele Patienten wie im „Bedarfskollektiv" waren bereits mit Hefepilzen kontaminiert. Risikopatienten müssen deshalb streng überwacht und nicht erst im Bedarfsfall mikrobiologisch untersucht werden.

Das Therapiekonzept von FEGELER:

- Wenn sich im Mundraum wie auch im Analbereich eines Patienten im Abstrich Hefen befinden, wird unabhängig von der Keimzahl therapiert.

Nach diesem Schema wird in Münster mit großem Erfolg sowohl bei onkologisch erkrankten Kindern und Erwachsenen als auch in der Intensivtherapie verfahren.

Candidosen AIDS-infizierter Patienten

In der Mehrzahl der Fälle wird in der Diskussion um Pilzinfektionen bei AIDS das Stadium der Erkrankung nicht berücksichtigt. Deshalb sind die Angaben zur Häufigkeit von Candidosen bei AIDS-Patienten sehr unterschiedlich; auch zwischen latenter und manifester Infektion wird nicht ausreichend differenziert.

- Das klinische Bild der oralen Candidose HIV-infizierter Patienten unterscheidet sich nicht von dem der oralen Candidosen anderer Patienten (Abb. 28).

Je fortgeschrittener die Krankheit, desto stärker der Pilzbefall

Bei Vergleich HIV-infizierter Patienten zeigte sich, daß sich mikrobiologisch bereits in Stadium I in über der Hälfte der Abstriche von verschiedenen Stellen der Mundhöhle C. albicans nachweisen läßt, klinisch aber keine Symptome zu beobachten sind. In Stadium II findet man bei rund 80 % der Patienten mikrobiologisch Pilze; in knapp 50 % besteht bereits eine orale Candidose, die in rund 10 % der Fälle schon auf die Speiseröhre – Leitsymptom Dysphagie – übergegriffen hat. In Stadium III sind mehr als 90 % der Kranken mit Pilzen kontaminiert, aber die Zahl der klinisch betroffenen Patienten erhöht sich nicht weiter.

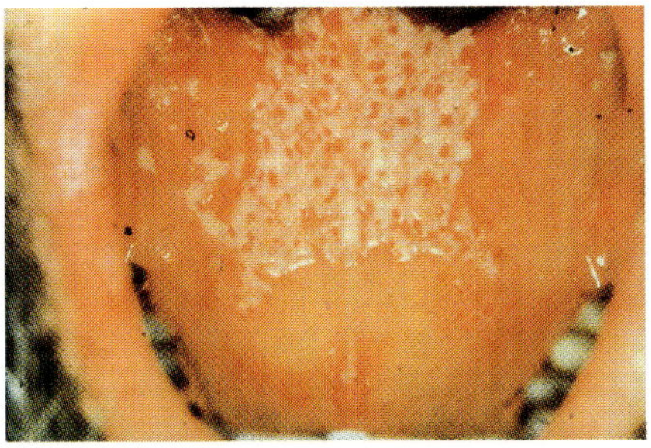

Abbildung 28: orale Candidose eines AIDS-Patienten [KORTING, 1987]

Diese Zahlen geben zwar eine erste Vorstellung, PD HANS-CHRISTIAN KORTING, München, empfiehlt jedoch, langfristig Material aus Rachenspülungen quantitativ zu analysieren. Die mit Pilzen besiedelten Patienten haben weniger T4-Zellen als die ohne manifeste Candidose, und C. albicans kann sich um so besser ausbreiten, je weiter die T4-Zellpopulation absinkt.

Ein generell wichtiges Kriterium ist, in welcher Form die Erreger vorliegen, ob in Kugel- oder Pseudomyzelform. Der Nachweis von Pseudomyzelien unter dem Mikroskop (Material aus Rachenspülungen) ist ein typisches Indiz für HIV-Infizierte. Diese Hefepilze sind deutlich schlechter zu eliminieren als die in Kugelform.

KORTING wies übrigens darauf hin, daß die Abwehrschwäche von Intensivpatienten oder Schwerkranken, die mit Immunsuppressiva behandelt werden, nicht mit der Immunschwäche von AIDS-Infizierten verwechselt werden dürfe. Der Intensivpatient habe einen Mangel an Leukozyten, die letztlich als Effektor für die Vernichtung von Pilzzellen wirken, die zellvermittelte Abwehr ist außer Kraft gesetzt. AIDS-Patienten dagegen haben genügend Leukozyten in der Blutbahn, d. h. der Effektor ist ständig vor Ort, nur kommt er nicht bis an die Schleimhäute heran, weil aufgrund des Mangels an T-4-Helferzellen und anderer Dysfunktionen der Abwehr die an sich vorhandenen Leukozyten nicht zum Einsatz kommen.

Behandlung unbedingt erforderlich

AIDS-Patienten **müssen** antimykotisch behandelt werden, daran besteht, so KORTING, heute wohl kein Zweifel mehr. Die Patienten werden durch die Pilzinfektionen außerordentlich belastet (Abb. 29, 30, 31) und die Prognose ist deutlich schlechter, wenn bereits in Stadium II eine manifeste Candidose vorliegt.

Die zur Behandlung in Frage kommenden Antimykotika sind Amphotericin B oral oder systemisch in Kombination mit 5-Flucytosin; außerdem systemisch Imidazolpräparate. Die Empfindlichkeit der von AIDS-Kranken isolierten Hefezellen gegenüber den genannten Antimykotika ist vergleichbar gut.

Kontinuierlich oder im Intervall?

Eine generelle Empfehlung, wie die Mykosen von AIDS-Patienten behandelt werden sollen, wann oral, wann systemisch, muß erst noch erarbeitet werden, meinte KORTING. Vor allem stellt sich die Frage, ob AIDS-Patienten grundsätzlich prophylaktisch, z. B.

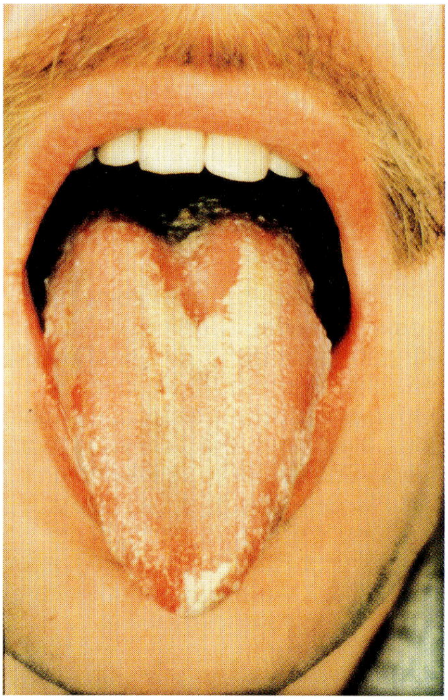

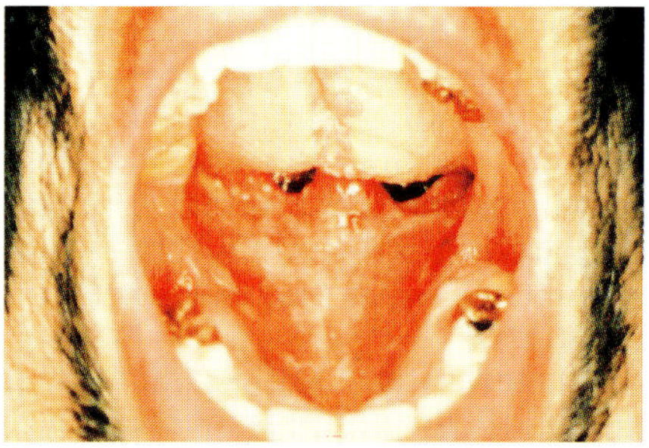

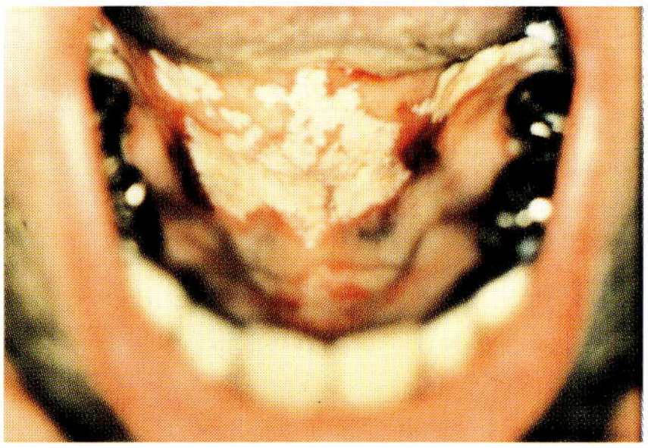

Abbildung 29 bis 31: Orale Candidosen von AIDS-Patienten [KAUFMANN, 1987]

Empfindlichkeit der von AIDS-Kranken isolierten Hefestämme

PD HANS-CHRISTIAN KORTING, München, testete die Empfindlichkeit einer Reihe isolierter Hefestämme gegenüber verschiedenen Antimykotika.

Für 5-Flucytosin fand er MHK-Gipfel zwischen 0,25 µg/ml und 128 µg/ml. Für Ketoconazol zwischen 0,063 und 0,5 µg/ml; bei einzelnen Stämmen lagen die MHK-Werte um 64 µg/ml.

Für Nystatin liegt der Gipfel der MHK zwischen 0,5 µg/ml und 8,0 µg/ml. Amphotericin B zeigt zwei Gipfel, einen im Bereich zwischen 0,016 µg/ml und 1,0 µg/ml, einen weiteren zwischen 4,0 µg/ml und 16,0 µg/ml.

Interessant scheint KORTING, daß Amphotericin B im Stadium I der HIV-Infektion bei minimalen Konzentrationen von rund 0,3 µg/ml wirkt, die MHKs in Stadium II und III dagegen 0,8 µg/ml bzw. 0,9 µg/ml betragen. Die Frage stellt sich, ob bei lang andauernder Behandlung dieser Kranken möglicherweise doch eine Resistenz auftritt, ein Phänomen übrigens, das nicht nur AIDS-Kranke betrifft, sondern auch andere Patienten im Intensivbereich; und dies gilt nicht nur für Amphotericin B.

Keimzahl-gesteuert, behandelt werden sollen oder ob sich eine Intervalltherapie empfiehlt, etwa alle vier Wochen über fünf Tage, die auf Dauer die Keimzahlen von C. albicans bei HIV-Infizierten wesentlich verringern könnte.

Prof. HANS RIETH, Hamburg, erlaubt, solange bei Schwerkranken oder AIDS-Patienten noch Pilze in der Mundhöhle nachweisbar sind, **kein Intervall**, bis die Pilzinfiltrationen vollständig oder fast ganz beseitigt sind.

Er behandelt mit Ampho-Moronal®. „Ampho-Moronal® kommt bis in den Dickdarm, systemisch wirkende Imidazolderivate werden jedoch resorbiert und es spricht nichts dafür, daß sie rückläufig wieder in das Kolon gelangen.

Frau Dr. HEIDE DERMOUMI, Essen, erinnerte in diesem Zusammenhang an Untersuchungen, die aufzeigen, daß Ketoconazol und Amphotericin B antagonistisch wirken. Man müsse, wenn Ketoconazol gegeben wird, immer damit rechnen, daß in einer späteren Phase dennoch systemisches Amphotericin B notwendig wird. Auch wenn man Ketoconazol dann absetzt, wirkt Amphotericin B im Anschluß an eine solche Behandlung sehr schlecht.

RIETH empfiehlt den Patienten, vor und nach dem Essen mit Chinosol den Mund zu spülen und danach Ampho-Moronal®-Suspension einzunehmen, bis die Keimzahlen drastisch reduziert sind und klinisch keine Symptome auslösen können. „Das funktioniert aber nur, wenn man mindestens alle zwei Stunden etwas unternimmt, da sich die Hefen alle 20 Minuten verdoppeln können."

Im Auditorium wurde bezweifelt, daß eine solche Behandlung durchführbar ist. Der Tenor war eher, sie würde an der mangelnden Compliance der Patienten scheitern.

Dr. WOLFGANG FEGELER, Münster, meinte dazu, entscheidend sei, daß der Patient motiviert und darüber informiert wird, wie wichtig seine Mitarbeit ist, um zu einem Erfolg zu kommen.

Auch das Pflegepersonal muß besser aufgeklärt werden. Lutschtabletten beispielsweise sollten nicht, wie häufig empfohlen wird, in die Bukkaltasche gepackt werden, denn diese Tabletten saugen die Flüssigkeit weg. Sie werden oberflächlich rauh und können Mikroläsionen setzen. Die Patienten müssen die Lutschtabletten in der Mundmitte einspeicheln und den Speichel durch die Zähne pressen, damit auch Zahntaschen erfaßt werden.

Prophylaxe oder Frühtherapie?

Eine generelle Prophylaxe gegen Pilzinfektionen von AIDS-Kranken wurde von den Experten eher skeptisch beurteilt.

Ein wichtiger Gesichtspunkt ist aber, so Prof. JOHANNES MÜLLER, Freiburg, daß einerseits Mykosen das Immunsystem dieser Kranken zusätzlich belasten, es aber andererseits über eine Art Rückkopplung über diese Immunsuppression zu einem Aufschaukeln der Mykosen kommen kann. Man weiß darüber allerdings noch wenig. Er würde eine sog. Frühtherapie durchführen, d. h. (für ihn) eine Behandlung, die erst dann beginnt, wenn die Keimzahl plötzlich in die Höhe schnellt. Das ist eine Situation, in der etwa drei Tage später die klinische Symptomatik beginnen würde.

Man kann davon ausgehen, daß in 80 % aller Fälle die Keimzahlbewegung, der Anstieg, ein Frühwarnsystem darstellt und eine Behandlung indiziert ist, selbst wenn dies in einigen Fällen überflüssig wäre.

Wichtig ist, daß man das Umfeld nicht vergißt. Wenn im Mund die Hefen beseitigt werden, muß standardmäßig auch die Zahnbürste saniert werden, damit der Patient sich bei „guter Hygiene" nicht mehrmals am Tag reinfiziert.

Empfehlenswert ist, bei oraler Candidose auch den Stuhl zu untersuchen oder einen Analabstrich zu machen. In der Regel, so RIETH, sind bei starker Besiedlung der Mundhöhle – unabhängig von den Keimzahlen – auch im Stuhl immer pathogene Hefen zu finden.

Wenn im Mundbereich nur „Sproßzellen" nachgewiesen werden, die ja auch von Bierhefen oder Weinhefen stammen können, findet man sie im Stuhl nicht wieder, denn sie werden im Magen wie Nahrungsmittel verdaut. Daß sich Pilze lange im Stuhl halten und die Mundhöhle frei ist, das ist selten.

Es wurde übrigens darauf hingewiesen, daß Kryptokokken hierzulande zwar relativ selten sind, AIDS-Patienten dagegen relativ häufig mit Kryptokokken infiziert sind.

Zur Überwachung empfiehlt MÜLLER den Antigen-Nachweis. Bei Verdacht auf Kryptokokkose kann man mit diesem Test in 90 % der Fälle die Erreger erfassen. Die Untersuchungsmethode ist verhältnismäßig einfach.

Referentenverzeichnis

Prof. Dr. Dr. h.c. Otto Braun-Falco
Direktor der Dermatologischen Klinik und Poliklinik der Universität München
Frauenlobstraße 9–11
8000 München 2

Dr. Heide Dermoumi
Universitätsklinikum Essen
Institut für Medizinische Mikrobiologie
Hufelandstraße 55
4300 Essen 1

Dr. Wolfgang Fegeler
Hygiene-Institut der Universität Münster
Westring 10
4400 Münster

Dr. Dietrich Fries
Apotheke der Universität Tübingen
Röntgenweg 9
7400 Tübingen

Dr. Aletta Georgii
Dermatologische Klinik und Poliklinik der Universität München
Frauenlobstraße 9–11
8000 München 2

Dr. Irene E. Kaufmann
Universitäts-Hautklinik Köln
Joseph-Stelzmann-Straße 9
5000 Köln 41

Priv.-Doz. Dr. Hans-Christian Korting
Dermatologische Klinik und Poliklinik der Universität München
Frauenlobstraße 9–11
8000 München 2

Prof. Dr. Johannes Müller
Medizinischer Fachmikrobiologe DGHM
Institut für Parasitologie & Mykologie
Zentrum für Hygiene der Universität
Hermann-Herder-Straße 11
7800 Freiburg

Prof. Dr. Dr. h.c. Hans Rieth
Oktaviostraße 24
2000 Hamburg 70

INFORMED INTERNATIONALE KONGRESS-BERICHTERSTATTUNG